U0301267

医生的愧与怕

情感如何影响医疗

[美国]丹妮尔·奥弗里 著
黄沛一 译

Danielle Ofri

What Doctors Feel

How Emotions Affect the Practice of Medicine

译林出版社

图书在版编目（CIP）数据

医生的愧与怕：情感如何影响医疗 /（美）丹妮尔·奥弗里（Danielle Ofri）著；黄沛一译. —南京：译林出版社，2024.5
（医学人文丛书 / 梁贵柏主编）
书名原文：What Doctors Feel: How Emotions Affect the Practice of Medicine
ISBN 978-7-5753-0074-2

Ⅰ.①医… Ⅱ.①丹… ②黄… Ⅲ.①医务道德 Ⅳ.①R192

中国国家版本馆CIP数据核字（2024）第045987号

What Doctor Feel: How Emotions Affect the Practice of Medicine
by Danielle Ofri, MD

Published by arrangement with Beacon Press
Chinese edition published by arrangement with Beacon Press via
Chinese Connection Agency

著作权合同登记号 图字：10-2022-13号

医生的愧与怕：情感如何影响医疗 ［美国］丹妮尔·奥弗里／著 黄沛一／译

责任编辑 黄 洁
装帧设计 周伟伟
校 对 戴小娥
责任印制 单 莉

原文出版 Beacon Press, 2013
出版发行 译林出版社
地 址 南京市湖南路1号A楼
邮 箱 yilin@yilin.com
网 址 www.yilin.com
市场热线 025-86633278
排 版 南京展望文化发展有限公司
印 刷 苏州工业园区美柯乐制版印务有限责任公司
开 本 850毫米×1168毫米 1/32
印 张 9.25
插 页 4
版 次 2024年5月第1版
印 次 2024年5月第1次印刷
书 号 ISBN 978-7-5753-0074-2
定 价 78.00元

主编序
生命、医学和人文故事

在我们能看到的所有现象中，生命现象是最神奇的。

伟大的美国物理学家理查德·费曼在他的畅销书《费曼物理学讲义》的开篇指出："如果某种大灾难摧毁了所有的科学知识，我们只有一句话可以传给下一个（智慧）物种，那么用最少的词汇来表达最多信息的陈述是什么？我相信这应该是原子假设，即万物都是由原子构成的。这些微小的粒子一刻不停地运动着，在彼此分离时相互吸引，但被挤压在一起时又会相互排斥。只要略加思考和想象，你就可以从那句话中得到关于这个世界的大量信息。"

"一切生命世界的行为都可以被理解为原子的颤动和扭动。"

一堆杂乱无章的原子在一定的物理规则之下排列组合，变成了性质各异的分子，这是生命的物质基础，我们所了解的所有生命，都是建立在这个物质基础之上的；一堆性质各异的分子在一定的物理规则之下排列组合，又变成可以从外界获取能量，从而完成自我复制的细胞，这是生命的原始状态。我们所知道的所有生命，都是从一个细胞开始的；一堆完全相同的细胞，在外界能量驱动下不断复制的过程中出现了几个随机的错误，生成了性质各异的新细胞，这是生物世界多样性的基础，我们所看到的各种美丽的生命形式，竟然都源于这些“不经意的复制错误”……

细胞的协同形成了器官，器官的协同塑造了小草和大树，塑造了小狗和大象，也塑造了你和我。

下一次，当你看到一棵叶片被压弯的小草，奋力托起一滴露珠，在阳光里闪烁着晶莹；当你看到一株挺直了躯干的大树，轻松抖落一身雪花，在乌云下舞动着狂野，你是否会想：若干年前，我们都曾是一堆杂乱无章的原子？

下一次，当你看到一条摇头摆尾的小狗，当你看到一头步履沉重的大象，你是否会想：曾经有一天，我们都只是一个尚未分裂的卵细胞？

科学把我们带到了生命的源头。

费曼教授在谈及生命现象时还指出：“我相信，（艺术家）看到的美丽对我和其他人来说也都是可以看到的，尽管我可能不如他在审美上那么精致……我也可以欣赏花朵的美丽，但我对花的了解比他所看到的外观要多。我可以想象其中的细胞和内部的复杂机制。我的意思是，（花朵）并不只在宏观的尺度上很美，在微观的尺度上，它们的内部结构和进化过程也很有美感……科学知识只会增加花朵的美感和神秘感，人们对花朵更加兴趣盎然、惊叹不已。”

将在10个月后长成你的那个受精卵细胞开始分裂了。

在第7周时，当超声波的探头第一次“听”到你的心跳，你的整个“躯体”才一颗蓝莓那么点大！

到了第9周，你长到了一颗樱桃的大小。你已经不再是胚胎，而是已发展为胎儿，虽然消化道和生殖器官已形成，但即使是最有经验的技术员，要辨出你是男孩还是女孩也为时过早。

第15周到了，你仍旧只有一个苹果的大小，但你的大脑已经开始尝试控制你的肌肉。你能够活动肢体，甚至可以翻跟斗，吮吸大拇指的“坏习惯”也有可能已经形成了，但是你妈妈还不知道，也管不到你。

在第23周时，你猛增到一个木瓜的大小。这时你的听力已经相当发达，开始能识别妈妈的声音，以免日后一“出门”就认错了人。至于爸爸的声音嘛，没那么重要，再等一个月（第27周）吧。

第32周到了，你差不多是一棵大白菜的尺寸。这时你的味蕾已基本长成，你会在吞咽羊水的时候知道妈妈今天是不是吃了大蒜。你没有选择，只能习惯于妈妈常吃的食物，日后挑食也不完全是你的责任哟。

终于到了第39周，你已经长到了一个西瓜的大小，感到了周围空间的狭小，稍稍展臂和伸腿都会引来妈妈的注意和安抚。于是你们俩默默地“商量”：时机成熟的话就到外面的世界去（来）看看吧。

从第一声响亮的啼哭开始，你踏上人生的旅途，义无反顾地一路走去。虽然欢笑多于苦恼，但是每个人都会生病，这是生命的一部分。

没有人能真正记住第一次生病吃药的感受：妈妈说你很乖，不哭也不闹；爸爸却说你一口全吐了出来，弄脏了他的衣裤。也没人能真正回忆起第一次看病打针的情形：妈妈说你很勇敢，还冲着打针的护士阿姨笑呢；爸爸却说你哭得那个惨啊，两块冰激凌才止住。

因为每个人或早或晚都会生病，所以我们有了医药学，一门专门研究疾病与治疗的学问。千百年来，医药学的精英们一直在探究生命的奥秘、疾病与健康的奥秘。在21世纪的今天，我们对于生命、疾病和健康的认知达到了不可思议的深度和广度。

1981年4月26日，在迈克尔·哈里森医生的主持下，美国加利福尼亚大学旧金山分校医院进行了世界上首例成功的人类开放式胎儿手术。接受手术的孕妇腹中的胎儿患有先天性的尿路阻塞，出现了肾积水，这很可能导致胎儿在出生之前就肾脏坏死，危及生命。为了抢救胎儿的生命，做手术的医生给胎儿做了膀胱造口术，在胎儿的膀胱中放置了一根临时性的导管让尿液正常释放。胎儿出生之后，医生又进行了尿路再造手术，彻底解决了这个婴儿的遗传缺陷。

也许你开始想象，手术时这个胎儿才多大？他能感觉到疼痛吗？做这个手术的医生必须何等精准？也许你还会想：这种先天性的遗传缺陷是如何发现的？是哪一种先进的诊断技术隔着肚皮还有如此高的可信度，可以让接诊的医生如此精准地知道是胎儿的尿路出现了阻塞？

每年在美国出生的约400万婴儿中，约有12万（约占3%）患有某种先天性缺陷，其中一部分可以在出生后得到成功治疗。随着胎儿影像学和各种无创产前检查技术在过去几十年中取得突破性进展，我们对胎儿发育的了解也有很大程度的提高，越来越多的诊断工具使我们能够更精准地识别胎儿发育过程中出现的病情及其恶化的程度和速度，同时辅助我们开发新的医疗技术来帮助子宫内的胎儿早日康复。

如今，胎儿治疗被公认为儿科医学中最有前途的领域之一，而产前手术正成为越来越多具有先天性缺陷的婴儿的一种治疗方案。在婴儿出生之前我们就可以相当准确地了解其发育和成长，及时发现可能出现的病变并实施治疗，这是所有家长的祈盼，也是几代医生的夙愿。

2012年4月17日，年仅7岁的美国女孩艾米丽成为第一个接受“融合抗原受体疗法”（Chimeric Antigen Receptor Therapy，简称CAR-T疗法）治疗的儿科患者。在其后的几周里，费城儿童医院的医生从艾米丽的血液中提取她的免疫T细胞，将其在体外培养，然后用最先进的生物工程技术对这些免疫T细胞进行了化学修饰，使得这些免疫T细胞能有效识别正在艾米丽体内野蛮生长的癌细胞。体外实验成功之后，这些修饰后的

（融合抗原受体）免疫T细胞被重新植入艾米丽的血液中，再次与癌细胞决一死战。

从5岁开始，勇敢的艾米丽与一种最常见的儿童癌症——急性淋巴细胞白血病——顽强地抗争了两年，她的医生穷尽了当时已有的一切治疗方法，在取得短暂的疗效之后，癌细胞总是一次又一次卷土重来，侵蚀着她越来越虚弱的生命。这一次会有不同的结果吗？修饰后的免疫T细胞移植后，剧烈的免疫反应开始了，昏迷中的艾米丽在生与死的边缘足足挣扎了两周。她战胜了死神，苏醒过来，随后的测试震惊了所有人：癌细胞不见了，而那些修饰后的T细胞仍然在那里，准备清除任何试图卷土重来的癌细胞。

在许多人的眼里，这样的描述似乎只应该出现在科幻作品而不是科普作品中。如今，随着基因编辑技术的突飞猛进，我们的医疗技术已经精准到了患者免疫细胞表面标记分子的水平，大概不能更精准了。当然这只是开始，在分子水平和细胞水平上，我们对疾病和健康的了解刚刚揭开了一角，还有许许多多的未知等着我们去深入探索。

如果说产前手术与CAR-T疗法代表了医药学发展的深度，那么全球基础公共卫生系统的建设和疫病防控则体现了医药学涉及的广度。例如，天花病毒被牛痘疫苗彻底灭绝，引起河盲症的盘尾丝虫已经在伊维菌素的围剿下成为濒危物种……

2019年6月18日，世界卫生组织在官方网站以"从3 000万到零：中国创造了无疟疾的未来"为题发文，高度赞扬中国人民在消除疟疾上所取得的成就：自2016年8月以来，中国尚未发现任何疟疾本地病例。

在20世纪40年代，中国每年大约有3 000万例疟疾，其中有30万人死亡。1955年，中国卫生部制定了《国家疟疾防控规划》，各社区团结一致，改善灌溉条件，减少蚊子滋生地，喷洒杀虫剂并推广使用蚊帐。地方卫生组织建立了防控体系，以尽早发现病例并及时制止疫情的蔓延。到1990年底，全国疟疾病例总数下降到12万左右，疟疾相关的死亡人数减少了95%。从2003年开始，在全球抗击艾滋病、结核病和疟疾基金的支持下，中国卫生部门加强了培训和灭蚊措施，人员配备、实验室设备、药品等方面都有改善。在其后10年间，全球基金提供了总计超过1亿美元的支持，帮助中国的762个县终结了疟疾，使每年的疟疾病例数减少到不足5 000例。

2010年，中国提出了一个宏大的计划：在2020年之前消除疟疾，这是对2000年世界卫生组织《千年发展目标》中的疟疾目标的回应。为了达到这一目标，中国实施了一种高效的监测策略，在病例传播之前迅速发现并制止疟疾，它被称为“1-3-7”策略：在1天内必须报告任何疟疾病例；到第3天结束时，县疾控中心将确认并调查该病例，确定是否存在传播风险；到第7天结束时，县疾控中心将采取措施确保不再传播，包括对发现疟疾病例的社区成员进行检测。

在2016年上半年，全国范围内仅报告了3例本土疟疾病例，在2017年、2018年和2019年均未发现本土病例，实现了3年无病例、彻底消灭疟疾的预定目标。

这是一项很了不起的成就，但是我们离高枕无忧的日子还差得很远。随着全球人口持续增长，全球化经济持续发展，对抗传染性疾病的基础公共卫生建设正面临着新的挑战。2020年，新型冠状病毒引发全球疫情，很及时地给我们敲响了警钟。截至近日，全球被感染人数已经超过250万，死亡人数也超过20万，同时还造成了全球性的经济停摆，各种次生危机与相关的生命和财产损失也将是前所未有的。

有各国政府的高度关注和积极行动，有众多民间组织的志愿加入，有医药界的全力救治和疫苗及药物研发，人类终将凭借集体智慧战胜疫情。但是我们必须警钟长鸣，进行更多的战略投资和储备，健全及时的多重预警系统，才有能力应对各种可能的全球性健康威胁；我们必须携起手来，实现公共卫生资源与信息的共享，因为疫病是我们共同的敌人。

我们走在人生的旅途上，有着各自不同的节奏、色彩和旋律，但是我们每个人的结局没有丝毫悬念，哪怕百转千回，必定殊途同归。

英国著名生物学家、教育家理查德·道金斯在他的畅销书《解析彩虹：科学、虚妄和对奇观的嗜好》中写道："我们都将死去，因为我们都是幸运儿。绝大多数人永远也不会死，因为他们根本就没有出生。那些本来可以成为你我，但实际上永远看不到这一天的人，加起来比阿拉伯的沙粒数目还要多。那些未出生的灵魂中肯定有比约翰·济慈更伟大的诗人，比艾萨克·牛顿更伟大的科学家。我们可以肯定这一点，因为我们的DNA可能造出的人数要远远超过实际出生的人数。在这种令人感到渺小的赔率中，却是你和我，本着我们的平常心，来到了这里。我们这些赢得了出生彩票而享有特权的少数人，怎么还能因为我们都要不可避免地回到出生前的状态而发牢骚？绝大多数人根本就没有这个机会！”

与生的权利一同降临你我的，是死的归宿。

普利策奖获奖作品《拒斥死亡》（*The Denial of Death*）的作者欧内斯特·贝克尔指出：死亡的威胁始终困扰着我们，但同时也激励着我们。贝克尔认为，我们有许多行为都源于对死亡的恐惧，都是为了减轻我们对即将不复存在的恐惧而进行的无谓努力。在这种恐惧心理的影响下，我们很难以一种平常心去面对死亡，以及死亡带给我们的悲伤。

2017年4月20日，在生命的最后一个早晨，87岁的查理·埃默里克和88岁的弗朗西·埃默里克紧紧地手牵着手，这对住在美国俄勒冈州波特兰市的老夫妇已经结婚66年了。

查理退休前曾经是一位受人尊敬的五官科医生，在2012年被诊断出患有前列腺癌和帕金森病。在与多种疾病的抗争中，查理的健康状况愈来愈糟糕，生活质量每况愈下。他夫人弗朗西曾在查理工作过的一家印度医院负责营销和公共关系工作，晚年一直被心脏病和癌症严重困扰，健康状况极不稳定。

2017年初，查理感觉到终点正在临近，得知自己可能只剩下6个月的时间了，便跟弗朗西开始认真地讨论他们人生的最后选项：在何时何地以何种方式有尊严地死去？埃默里克夫妇仔细研究了俄勒冈州《尊严死亡法》的规定，该法律要求由两名以上不同的医生进行检查，确定生存期6个月或更短的预后，并多次确认意图以及患者自行摄入致死性药物的能力，整个程序不得少于15天。非营利机构俄勒冈生命终选（End of Life Choices Oregon）的资深专家为埃默里克夫妇提供了专业的咨询，解答了他们和亲属的各种相关问题。

埃默里克夫妇做出了他们自己的选择。

在那个最后的早晨，查理和弗朗西坐在轮椅里来到大厅，与家人告别，然后紧紧地手牵着手，在处方药物的辅助下一起平静地离开了这个令人留恋的世界，他们的遗体捐赠给了科学研究。

女儿和女婿在二老的许可下记录了他们的谈话和准备工作，直到最后时刻，记录下他俩最终抉择的背景以及坚定的信念。这本来只是为家人留作纪念的，但最终埃默里克夫妇同意将这些影像记录剪辑成短片《生与死：一个爱情故事》，公之于众。"他们没有遗憾，没有未了的心愿。感觉这就是他们的时刻，知道他们能永远在一起真是太重要了。"女儿如是说。

自俄勒冈州1997年成为美国第一个将医学辅助死亡合法化的州以来，已经有1 000多名临终的患者在那里完成了医学辅助死亡。从许多方面看，医学辅助死亡仍旧极具争议，但关于死亡的选择和讨论是十分有必要的。

如今在发达国家，绝大多数人死于繁忙的医院或养老院中，通常是在医生和护理人员的陪伴下。殡仪馆迅速移走死者并进行最后的护理和化妆，几天后在殡仪馆或教堂举行短暂的仪式，随后下葬或火化，一切就结束了。

我们能做得更好吗？如果可能的话，每个人是不是都应该在何时何地死亡方面有所选择？这不再是科学问题，而是人文的问题。

我们讲述生命的故事，在任何一个尺度上它们都是如此神奇美妙。我们讲述医学的故事，从防疫到治疗，它们都是如此鼓舞人心。我们讲述来自生命和医学前沿的人文故事：有急救病房的生死时速，也有重症监护室的悲欢离合；有法医显微镜下的蛛丝马迹，也有微生物世界里的隐秘凶手；有离奇死亡的扑朔迷离，也有临终关怀的爱与尊严……

译林出版社的“医学人文丛书”讲述的就是这样一些扣人心弦的故事。

医学人文丛书主编

梁贵柏

2020 年 4 月于美国新泽西

献给纳瓦、诺亚和阿里尔

目录

引言　为什么医生会那样做

有关医疗培训和医院的一切，通过书籍、电视和电影得到 1
了广泛的记录。其中，既有对问题的深刻探索，也有以娱乐为主的夸夸其谈。大量的作品围绕着医生的工作和他们的思维方式展开。医疗的感性层面——那些不那么理性，不易受到系统干预的部分——一直以来都未获得彻底的研究，然而其重要性至少与前者是不相上下的。

公众对医学世界既着迷又害怕——每个人最终都会与之发生关联，无可避免。在这样的迷恋中，还夹杂着一种失望之情，因为医疗保健体系并没有按照人们所愿的方式运行。尽管有社会压力、立法改革及法律纠纷，医生们也无法总是符合这些期望。我希望能探入医学的理性层面之下，看看究竟是什么在背后主导着医生。

有人可能会说：**只要医生能让我好起来就行，我才不关心她的感受**。如果是简单病例，这么想可能没什么大碍。无论医生是感到愤怒、紧张、嫉妒、疲惫、恐惧还是羞愧，通常都不会影响她把支气管炎或踝关节扭伤治好。

但当临床情况错综复杂、难以解决，或者还有意外并发症、医疗过失或心理因素掺杂其中时，问题便会出现。这就是临床能力以外的要素在发挥作用了。

2 我们的社会历史已经走到了这样一个时刻，几乎每一个病人，至少是每一个发达国家的病人，都可以获取医生执业所需的那些医学知识。任何人都能通过美国医疗网（WebMD）搜索基本信息，通过美国国立医学图书馆（PubMed）查询最新研究成果。医学教科书和期刊资源也可以在网络上找到。与此相关的问题是，医生如何**使用**这些知识。这个问题对病人有实质性的影响。

有关医生思维模式的研究层出不穷。杰罗姆·格鲁普曼所著的《医生如何思考》就极具见解地从实用性角度探讨了医生在临床诊断和治疗时使用的不同风格与策略，并指出了其中的优缺点。书中，他对医生的认知过程展开研究，发现情绪对他们的思维模式有着强烈的影响，有时到了会严重损害病人健康的地步。格鲁普曼写道："大多数（医疗）失误是思维上出了问题。这些认知错误之所以会发生，部分是由于我们内心的感受，那些我们不愿承认甚或经常忽略的感受。"[1]

研究证实了这一点。[2]积极的情绪往往让人更全面地观察情况（所谓见得"泰山"），更灵活地解决问题。负面情绪则往往会使人看不清大局观的重要性，而着眼于一些小细节（蔽目的"一叶"）。在认知心理学的研究中，有负面情绪的受试者更容易产生锚定偏见，即执着于某一个细节而忽略其他细节。锚定偏见是引发错误诊断的一个重要原因，它使医生拘泥于第一印象，而不去考虑那些相互矛盾的数据。有积极情绪的受试者也容易产生偏见，他们更可能出现归因偏见。在医学领域，这种偏见让医生将疾病归因于病人是谁（比如，一个吸毒者），而不是病情本身（比如，接触了细菌）。

这并不是说积极情绪比消极情绪好或者坏——两者都是人
类正常的情感。但是，如果你考虑到医生将协同他的病人一起
横穿多少认知领域（基因测试、普通筛查、侵入性手术、重症
监护和临终决策），你就会明白，医生的情绪对最终的治疗结 3
果能产生多大的影响。

神经学家安东尼奥·达马西奥将情绪描述为“我们头脑中持续不断的音乐，无法遏止的低鸣”。[3]正是伴随着这种连绵不绝的低音，医生们做出各种诊断。我所感兴趣的，就是这条潜在的低音线如何影响医生的行为，又如何最终影响病人（以及成为病人时的医生自己）。

如今，即使是最顽固、老派的医生也认识到，情绪存在于医疗的各个层面，但通常人们会笼统地把它们与压力或疲劳混为一谈，并暗暗认为只要足够自律，医生就可以驾驭这些情感波动。

然而，情绪在医疗中的存在远比我们以为的要细微和普遍得多。事实上，它们往往在医疗决策中占主导地位，轻松凌驾于循证医学、临床算法、质量控制措施乃至医疗经验之上。而

且它们可以在无人意识到的情况下发挥作用。

医生的情感并不比会计师、水管工或电缆维修工更复杂，这一点不言自明，但医生的行为——合乎逻辑的、情绪化的、非理性的抑或其他——最终关乎病人的生死，也就是说，关乎我们所有人的生死。

我们都希望自己和家人得到优质的医疗服务，也都认为最好的医疗服务来自那些受过最好培训、最有经验或取得《美国新闻与世界报道》最佳评级的医生。然而，人类基本情感的深刻影响，会让所有这些要素都不那么坚实可信。

尽管如此，人们对医生的刻板印象仍然牢固：医生是没有感情的。很多人认为这一印象的形成源自加拿大著名医生威廉·奥斯勒爵士。他曾提出一些富于革命性的理念，例如要把医学院的学生们从沉闷的教室中赶出去，带到病床前，通过诊治真正的病人来学习医学，因此人们也常把他视为现代医学之
4 父。现如今临床实习和住院医师的培养体系大部分归功于奥斯勒，此外他还留下了数百条精彩语录。他的深远影响不仅体现在许多种疾病的治疗上，还体现在无数以他命名的图书馆、医疗建筑、医院大楼、协会和奖项上。

1889 年 5 月 1 日，在宾夕法尼亚大学医科毕业班面前，奥斯勒博士发表了一场题为“冷静”的演讲，这场告别演说现已成为经典。[4] 演讲中，他向初出茅庐的医生们强调：“一定程度的不动感情，不仅是一种优势，还是你做出镇定判断的必要条件。”

尽管医生的这些态度并不是奥斯勒创造出来的，但他巧妙地概括了人们对医生应如何表现的普遍看法。虽然他也警告大家不要让“心肠变硬”，但关于医生超然而平静的刻板印象，正是源起于他提出的“冷静”。

大众文化已经体现了这一点。从本·凯西到格雷戈里·豪斯，影视剧里的医生们有着备受称赞的诊疗技术，但他们和病人之间是疏离的。即便是热爱奉献的理想主义医生（如《阿罗史密斯》《米德尔马契》《双生石》里的）和尖酸刻薄的医生（如《陆军野战医院》《豪斯医生》《实习医生风云》里的）也都与病人保持着冷静的距离。

每一家医院都尽职尽责地在使命宣言中加入了**同情**一词，每一所医学院也都对关怀这一理念大加颂扬。但在医疗培训的真实战斗中，有一条信息常常是大家心照不宣的（偶尔也会宣之于口），那就是医生不应对病人掺杂太多个人感情。学生们被告知，情绪会影响判断。一旦培训课程中有哪个环节被实习医生们贴上“感性”标签，这门课程就注定收获惨淡的出勤率。高效的、技术化的实用型医疗护理压倒一切。

但无论以什么方式描述，又辅以多少高科技工具，医患之间的互动从根本上来说仍然是人与人的交流。而当人与人之间发生联系时，各种情绪必然会相互交织，形成一张隐秘的网。最超然冷静的医生和最感性的医生一样，都逃不开情绪的洪流。情绪就像氧气一样，无处不在。但我们医生如何（或如何 5
不）注意和处理这些情绪的方式千差万别。受这种差别影响最大的是关系另一端的病人们。

本书试图揭示存在于医疗中的大量情感因素，以及它们如何全方位地影响医疗实践。希望下次我们自己穿上病号服的时候，可以更好地理解照护我们的人的工作方式。格鲁普曼认为，“认知和情感不可分割，这两者交融在每一次与病人的接触中”。[5]在某些情况下，这种交融对病人非常有利；在另一些情况下，则可能演变成一场灾难。

了解情感在医患互动中的积极和消极影响，是最大限度地提升医疗护理质量的一个关键因素。每一个病人都理应得到医生所能提供的最好的治疗。学习识别和应对潜在的情感对医患双方而言都非常重要。

第一章　医生现在不能见你

她会是哪一个？我在急诊室的门口徘徊，目光迅速扫过 6
一个个病人。作为一名一年级的医科生，到目前为止，我的整个医学生涯都是在一座洞穴般、没有窗户的讲堂里度过的，而眼前急诊室的混乱场面和我在这里的角色都让我害怕。我盯住一个穿着牛仔裤和运动衫，浑身发抖的西班牙裔少女，她正和护士一起填表格。是她吗？我又看到一个大学生年纪、穿着厚厚大衣的亚裔女孩，她正跟着护士去放射科。是她吗？还有远处角落里的担架上，有一个蜷缩成一团的身影。也许是她吧。是吗？

三个月前，我报名了贝尔维尤医院组织的性侵害危机志愿咨询师项目，与其他五六名医学生和为数不多的医院员工一起，参加了为期六周的培训课程，学习如何在急诊室帮助性侵受害者接受检查，如何在与医生、护士、警察、家人的沟通中起到支持（有时是缓冲）的作用。

每天早上，寻呼机从一个志愿者传到另一个志愿者手上。

“你被呼叫了吗？”我们焦急地彼此询问。单单是携带寻呼机这一动作，这一暗示我们可能要对某件事负责的动作，就让大家既紧张又兴奋。

凌晨 3 点，寻呼机响了，这是我有生以来第一次听到这样的响声，一时间兴奋与恐惧猛烈地交织在一起。我匆忙套上衣服，在一片漆黑中冲向医院。现在，我就站在医院门口，
7 注视着眼前异常繁忙的景象，努力平复紧张的情绪。我怎样才能找到她？我该对她说什么？我有什么资格，可以担起这个角色？

我深吸一口气，试探着走进这片人与事的旋涡，径直向分诊台走去。我找到护士长，说明了我的来意。她拿起记事板，扫了一圈名单，铅笔的橡皮头被她紧按在嘴角。“约瑟芬·哈姆林，你的。”她终于说，然后铅笔一歪，指向几步之外一个衣衫不整的黑人妇女，“妇科医生已经到了。只需要做些清洁。”

这名妇女显然无家可归，她头发蓬乱，衣服上满是尘土，看不清本来的颜色。她蜷缩着身子坐在担架边上，瘦削的双腿无力地垂向地面，两脚挤在一双没有鞋带的工地靴里，没穿袜子。她的脸饱经风霜，瘦骨嶙峋，看不出年纪。一双哀伤的眼睛茫然地注视着前方。她的身体似乎凝固了，没有起伏；看不出是在吸气还是在呼气。

我小心翼翼地朝她走了几步。刚走近，就闻到一股刺鼻的气味，那是不洗澡的身体和发霉衣物所散发出的腥臭味。尽管

喉咙里泛着恶心，但我还是快速向她走去。这时，我注意到她的肩膀处有什么在轻微地移动，当我发现那是一只蟑螂正从她破旧毛衣的褶子里钻出来时，我怔住了。蟑螂也停下来，仿佛在欣赏这一幕，接着它悠悠然地沿着女人的手臂爬行。走到一半，它有点犹豫，最终它绕过她的手肘，消失在一层衣服里。

我呆立在那里，用力按捺住胃里的翻滚。而我的目光把急诊室搜罗了个遍，希望能找到什么人或什么东西，告诉我该怎么做。我尝试往前走，但我的腿不听使唤。臭味似乎更加浓烈了，像腥臭的海水向我袭来，几乎要把我淹没。

我知道自己必须克服这一切，我必须走到这个女人身边。这是我在进入医学院时签下的“投名状”——帮助有需要的病人，不论他们是谁，不论他们是什么模样。希波克拉底誓言，迈蒙尼德誓言——这些职业誓言的旨归就在于此。

但我的身体还是拒绝前行。那令人作呕的气味，加上纽约 8
蟑螂的那副尊容，简直让我崩溃。她毫无变化的眼神告诉我，我还没有出现在她的视线里，我仍然是急诊室里模糊和喧闹的一部分……还有时间可以躲起来。

我在身后摸索着，慢慢后退，直到回到分诊台，把所有的不安都藏进福米加牌柜子后面。随后我便瘫倒在一把 20 世纪 50 年代的办公椅上，用手捂住嘴，怕自己会吐出来。

我脑海中闪过各种慌乱的念头。下一步我该怎么做？毕竟，她是我的病人。一个刚刚受到最可怕的侵犯的人。我的工作就是去帮助她，这是医生的职责所在。

然而，我能做的只是缩在桌子后面，怯懦地假装自己在检查文件。我并没有洁癖，也不要求所有的东西都一尘不染。在我的求学生涯中，我曾经解剖过猪、青蛙、羊脑和牛的眼球。甚至在进入医学院之前，我在担任解剖学和神经解剖学本科助教时就已经解剖过大量的人类尸体。面对一分为二的骨盆和横切开来的肝脏，我泰然自若。在攻读神经科学博士期间，我捣碎过从当地犹太屠户那里买来的牛脑，也斩杀过几十只小鼠。我从不曾恶心呕吐过。

但这个病人身上的腐臭味击倒了我，而蟑螂又恰恰是我儿时唯一不爱的动物。种种因素结合在一起，激起了我内心深处的厌恶，理性思维失去作用，我根本无法冷静下来。

三分钟后，一名助理护士——一名年长的海地妇女——走向这个病人。她伸出手来，握住了病人的手。她轻柔地说着话，我看到她小心地引导病人将眼神聚焦到她身上。接着，她伸出另一只手，轻轻抚平病人干硬、打结的头发。

慢慢地，病人站了起来，身体向左微微倾斜。助理护士又赶忙上前，搀扶她一起往淋浴室走去，她们几乎头靠着头。当
9 她们经过分诊台时，我听到助理护士鼓励她说："洗完澡会舒服很多。我们还准备了些干净的衣服给你。"她的手紧紧地搂着病人的肩膀。"我知道有个安静的地方，你等会儿可以在那里休息。别担心，我会陪着你。"

我躲在柜台后面，眼前的一切让我既敬佩又惭愧。当她们离我越来越远，强烈的臭味也随之消退，我终于可以呼吸了。

我瘫倒在椅子上，意识到关于医疗，自己还有太多需要学习。

当我站在现在的位置回头看自己所接受的医疗培训（从进入急诊室的那一刻算起，已有近三十年的时间），一些重要的临床时刻，我仍记忆犹新：第一次透过听诊器，在一片沙沙声中分辨出心脏的杂音；第一次用戴着手套的手，哆哆嗦嗦地接过闪着光的新生儿；第一次用手指操作针管，将针头刺进一个人的皮肤里。

每一个这样的时刻，都代表着我在医疗培训这架连云梯上又上了一个新的台阶，事实上，这就是自我蜕变。每过一关，我就不再是从前的自己；我一步步接近心目中那个依然模糊的医生形象，也一步步褪去医学生的青涩模样。这些里程碑般的经历是如此重要，以至于我现在仍记得当时发生的点点滴滴，更重要的是，记得每一位指导过我的老师。

与助理护士在急诊室的相遇，便是我执业生涯中的重要时刻之一。这是我上过的最为触动的一堂共情课，助理护士的同情之举让我屏住了呼吸。我知道她也闻到了那股腥臭味，看到了那些脏污和难堪。然而，她走向那个病人，不带丝毫犹豫。她不仅是走向她，更是把自己奉献给她。在那一刻，她为我诠释了成为一名护理提供者的意义。

正如其拉丁语词根所显示的，“同情”在字面意义上指的 10
是与他人共同受苦。要想拥有同情之心，就必须有共情能力。同情无法伪造，共情是必要的先决条件。

共情是对人类交往至关重要的诸多概念之一，很显然也是医疗中的必需品，我们很容易意会它的存在，想要精准释义它却很难。共情在哲学范畴中到底是一种情感还是一种认知，这里我不做详细讨论，而是回到大众对共情的定义：一种从他人的角度观察和感受的能力。

具体到医疗中，共情是指认识到患者所受的痛苦并给予肯定。许多毕业班的学生在获得医学学位时都会背诵迈蒙尼德誓言，概括起来便是："愿我在病人身上，除了看到一个痛苦的人，别无其他。"共情需要从病人的角度出发，了解疾病是如何侵入病人的个人生活的。最后——这也是医生经常出错的地方——共情要求他们就以上所有内容和病人进行沟通。

当面对合情合理的病痛，例如患者腿断了，或其痛苦是因遭逢厄运而非自作自受时，医生往往更容易产生共情。

而当痛苦不被医生所理解，没有明显的伤口，或X光片上没有肿瘤标记物，也没有可以表明疾病的客观的检测数据时，医生想要产生共情就难得多了。当痛苦看起来与疾病关联不大，当病人可能有隐秘不明的动机，或者当病人因自己"懒惰"或"鲁莽"的习气而引发疾病时，医生就会缺乏共情。

就像我在急诊室所经历的那样，病人身上的异味或脏污会引起人的本能反应。而医生和所有人一样，也会对令人反感的人或物心生厌弃。但生理性的恶心是医疗行业的一种职业病，而医生应该能够控制住自己的反应。当我第一次打开敷料看到一群蛆虫在皮肤的溃烂处撒欢儿时，我觉得下一秒自己就要躺上担架了。但到了实习结束时，我已经可以用生理盐水干净利落地冲走蛆虫，甚至还会感谢它们，因为它们减轻了我清洗伤口的工作，把坏死组织都吃掉了。 11

大多数医生都能设法适应医疗中血淋淋的一面，但要克服对于我们感到反胃的非医学事物的本能反应，需要花费大力气。有些人，例如那天在急诊室的助理护士，可以不费吹灰之力就做到，但有些人则不行，需要被鞭策，需要自律。

我的团队曾收治过一个患有皮肤溃疡的病人——这个平淡的名字掩盖了这种疾病可能严重到什么程度。皮肤溃疡非常普遍，但住院医生向我汇报这个病例时的一个细节深深印刻在我的记忆里。“得了这种溃烂必死无疑，”她说的并不是反语，“我不懂他怎么还活着。”

必死无疑？这个词让我感到一丝寒意。

当我看到病人时，我立刻明白了她为什么要那样说。詹姆斯·伊斯顿是一家养老院送来的老人，身体非常虚弱，用“骨瘦如柴”来形容并不为过。他的脸瘪下去，表情空洞，精神萎靡。仅剩的一丁点儿肌肉无力地挂在骨架上。然而，他皮肤溃疡的严重程度是我见所未见的。

溃疡顺着他的大腿和小腿一路蔓延，辟出一条全是腐肉的峡谷。伤口裂缝深入组织，将沿途的一切一铲而尽。肉眼可见股骨和胫骨，甚至连一部分的盆骨都暴露出来。这就像是超现实主义者镜头下的一堂解剖课。

我张大嘴巴；我无法理解，是怎样的疾病、疏于照顾、微生物、遗传和厄运等等的集结，把他变成现在这个样子。他虚弱的身体和严重的痴呆使他基本无法与人交流。我们无法确认他是否明白周围发生的一切。对于他为何还活着，我不得其解；他的身体被蚕食得几近一空。这副躯壳里已经没有一个我们可与之交谈的对象，甚至这具肉体也不剩什么可以检查的了。他看上去简直不能算是一个人了。

12 这种溃烂确实让他必死无疑，如不加处理，它们就会把他仅有的一点生命力扼杀殆尽。治疗感染性溃疡的通常做法是使用抗生素和进行伤口处理，但到了这样的晚期阶段，就不起作用了。唯一可行的是截肢。但溃疡一直延伸到他的大腿根部，因此实际操作时要从髋关节处就进行切除。如果这样行得通，那么截肢后的伊斯顿先生看上去就更不像是个人了——他的躯干上只剩下两只骨瘦如柴的手臂，连腿的残肢都没有。如果共情的第一步是与病人共鸣，去试想自己处在病人的位置，那么可以说，我们的共情能力受到了严峻的考验。

除了病人身体上的问题会妨碍医生产生共情，某些病人的人格特质也会引起同样的反应——例如一些怀有敌意、控制欲强的病人，极度害羞、封闭自己的病人，或者看上去有权有势、傲慢无礼的病人。实习期结束后，我在长岛找到一份全科诊所的暑期工作，每周的周五和周六替一位医生（下称帕尔默医生）值班。长岛是一个中产阶级小镇，到了夏天，曼哈顿的富人就会蜂拥而至，海岸沿线一溜儿都是他们的海滨别墅。

毋庸置疑，这里的环境与我受训的贝尔维尤大不相同。差异不仅仅在于，我面对的不再是没有医保、多数是移民的群体，这里的人生活稳定、富裕，其中大部分都讲英语。我从一个满是重症住院病人的世界来到这个祥和的郊区诊所，所接待的基本上是健康状况良好的门诊病人，这对我而言，俨然是一次（医疗）文化冲击。实习期的最后一个月，我是在重症监护室度过的，面对的是感染性休克、重度出血和多系统器官衰竭。而现在，病人来找我，却是因为喉咙痛、皮疹、脚踝扭伤这样的轻微杂症——这些都是普通的小病，普通到在我实习期间根本不把它们当病。不过很快，我就成了一名清除蜱虫和识别莱姆病的高手。

一天，辛西娅·兰登，一名看上去很健康的四十出头的女 13
性，来到了诊所。她要求我给她开芬芬（芬氟拉明-芬特明），一种当时正在被大力推销的减肥药。

一直以来，我对减肥药的整个理念都非常反感，它是个治标不治本的办法，而它要解决的肥胖问题通常来说是由不良的饮食习惯和缺乏运动导致的。我被她提的要求惹恼了。我从桌子这边望过去，认为她的体重完全在正常范围。“你为什么要吃减肥药？”我不解地问道。

她抓了一把肚子，沮丧地说：“有了孩子后，我一直想要减掉这些赘肉。”

我凑过去，想看看她抓的是什么，我看到的就是一个正常大小的腹部。在从事了三年不分昼夜的艾滋病、癌症、充血性心力衰竭和肝硬化治疗后，我对中年人的体重打不起一点精神来。我是说真的……

“在我看来，你的体重很正常。”我用自认为愉快、客观的语气说。这实际上是一句恭维话，因为坦白说，以她的年龄，她保养得的确不错。“而且，减肥药并没有什么作用。不管服用后能减掉多少磅，只要停下来就会立即反弹。它只是缓兵之计。再者，每种药物都有副作用，这也是需要考虑的。你有没有试过——”

可是，在我开始讨论饮食习惯和运动之前，兰登女士打断了我。“帕尔默医生给我开了芬芬，”她口气生硬，“我要的是你的处方，不是说教。”

我被她尖锐的声音吓了一跳。但更让我吃惊的是，帕尔默医生竟然给根本不胖的人开这种药。但我只是这里的一个临时工。这些病人不属于我，是帕尔默医生的，我的工作是当他不在的时候继续他的常规治疗。这周他和家人去度假了，而我正尽力充当一个合格的替身。不过，现在我开始有点愤愤不平了。

“药物治疗是一件严肃的事情，”我说，“你不能就这样——”

14 “我的医生是帕尔默医生，”她生气地说，“我的保险包含了医药费，这就是我要的。”

突然，我不自信起来。帕尔默医生有几十年的门诊经验，而我只在医院实习了三年，我对门诊医学了解多少？也许门诊医生就是这样工作的？也许芬芬对中年人的轻度超重有用，是我太过天真？如果这就是病人一直服用的药，我又有什么资格不让她吃？我是不是“放弃”了一个正在接受治疗的病人？

但我仍觉得开药不对。所以最后我说：“也许你最好还是和帕尔默医生预约一下，同他谈谈这个问题。”

“他这周不在，”她厉声反击，“而且他的秘书告诉我，他回来的那周已经被预约满了。”

我能感到一阵低气压袭来。显然她并不打算退缩。好吧，可恶，那我也不退。**如果她觉得我是镇上新来的医生，就可以对我施压，让我给她开药的话**……

我抬头看了一眼时钟，想到外面有满屋子的病人正在候诊。我不想浪费整个上午来争论这个问题，要做的事情太多了。我可以直接把处方给她，这样就万事大吉了。三十片药能造成多大伤害？我和她可能也就一面之缘。长远来看，这又有什么关系呢？但这相当于我被她指挥了。光是这一点就让我愤慨。

“我很抱歉，”最后我说，现在我的语气也跟她一样粗鲁了起来，“但是，从我的专业角度看，目前这种情况不适合开芬芬。”

兰登女士狠狠剜了我一眼，然后她抿抿嘴站起来，抓起手提包，不发一言、不屑一顾地走出了房间。我震惊不已，但也为自己顶住了压力，坚持住了立场而感到自豪。

夏天刚过去，《新英格兰医学杂志》上就刊登了一篇文章，其中提到服用芬芬可能导致瓣膜性心脏病。此后不久，该药品就撤出市场了。我觉得自己得到了证明，甚至扬扬得 15

意起来。我开始幻想如果再次见到兰登女士，我会对她说：**我早说过了吧**。

但多年以后回想起这段经历，我才意识到自己当时被愤怒所控制，放任这种情绪主导了这次会面。因为感受到巨大的压力，我难以对辛西娅·兰登产生共情。我无法克服我自身的问题，一方面，作为一名新来的医生，我缺乏自信，另一方面，我对这类药物存有偏见。我也没能尝试去理解她。也许她有饮食失调症，由此极大地改变了她对自己体重的看法。也许还有其他潜在的原因，例如情感问题，这比孩子出生后多出的几磅赘肉要复杂得多。

可惜我们没有这样的机会。我无法对她产生共情，不仅仅是因为我在气头上，还因为她表现得那么趾高气扬。她显然觉得自己可以大摇大摆地走进来，为所欲为。在那个当下，她给我的印象是娇惯和自负。我满脑子都在想，在贝尔维尤，有那么多人是真的生病，真的需要治疗。医疗系统被这样自私地用来解决她微小、无关痛痒的问题，而医药公司恰恰利用了病人的这种需求，这些都令我厌恶。

但也有可能，以上这一切都不是真的。也许那些看似无关痛痒的诉求中隐藏着严重的、亟需关注的问题。也许是我搞砸了，误了大事。抑郁症、自杀倾向、家暴、贪食症、药物成瘾、酗酒，这些严重的（或可能致命的）情况或许就埋伏在一个简单的开减肥药的要求之下。即便是拥有豪华海滨别墅的有钱人也会生病。即便是惹人厌、自私自利、自以为是的人也需要治疗。但那天，我们之间爆发的情绪冲突使我丧失了共情能力，我没能透过表面，深入问题内部。

唯一让我感到安慰的是，可能因为我，她免遭芬芬副作用之苦。几年后，我还了解到，自己可能还让她躲过了帕尔默医生的“副作用”。在一次酒后驾车的判罚中，他被检测出有严重的酗酒问题。为此，他被病人投诉，诊所也受到了调查。最
终，帕尔默医生的医疗执照被吊销，理由是他提供的医疗服务 16
“不符合应有的护理标准”。

一般来说，我们越能认同某人，便越容易产生共情。当我们能够真正地设身处地，就有可能苦他人之苦，痛他人之痛。医生和病人之间的距离越大——无论出于何种原因——共情的挑战就越大。

与病人相比，医生所在的社会阶层往往比较狭小。尽管医学院已经变得更多元化，但大多数医学生仍然来自比较富裕（和健康）的中产阶级家庭，他们在疾病、残疾、经济动荡、失业和遭受歧视方面的经验远远不及他们的病人。医患双方看上去就像来自两个世界的人，以至于医生很难对病人产生认同感。

共情的挑战部分来自文化和语言上的障碍。例如，我接诊过的许多亚裔病人对疼痛都讳莫如深，即便病情严重，他们仍能坚忍镇定。医生因为“看不到”他们的痛苦，就会把注意力转移到其他病人身上。而情绪标尺的另一端，是西班牙裔病人，他们以直言不讳地表达自己的病症而闻名（因此才有了

“西班牙裔歇斯底里综合征”这个医院诊断俚语）。这些病人的抱怨似乎永远不会停止，而医生们很快也充耳不闻了。

这两种情形都可以被认为是对一些人群的刻板印象，它们当然不能反映实际上病人反应的千变万化，但是，它们的确是一类典型例子，说明了由于不同文化在表达方式上的细微差别，对于病人的痛苦，医生可能会无法感同身受。我有一个服务已久的病人。玛丽西玛·阿尔瓦雷斯，六十二岁，厄瓜多尔人。她很幸运，没有糖尿病、高血压和心脏病，我的大多数与她同龄的病人饱受这些疾病之苦。然而，她有慢性疼痛，这迫
17 使她频繁来找我看病。她可能患有关节炎以及慢性疼痛综合征。我保持慎重，并尽可能严肃地对待她的症状，尽管我确知，在我给她看病的十年中，她的健康状况整体保持稳定。问题是，每一次不舒服，她都说这是“有史以来最严重的”。

在西班牙语中，单词后面加上后缀就构成最高级，而这便是阿尔瓦雷斯女士标准的说话方式。她的腹痛不是 malo（糟糕），而是 malísimo（最糟糕）。她的头痛不是 grande（严重），而是 grandote（最严重）。她的胃部灼烧感不是 caliente（强），而是 calientísima（最强）。她从来不是感到 débil（虚弱），而是 débilísima（最虚弱）。

作为她的医生，我理应对她的每一次病痛都给予同等的关注，因为其中的某一次就有可能对生命造成威胁。但是，如果以 1 到 10 来区分严重程度，而每一次都是 10（或更高）的话，这就很具有挑战性了。

每当我在电话里听到她的声音，内心就忍不住呻吟起来：又开始了。我察觉出自己开始敷衍她，对她所谓的每一个“最严重的”症状都含糊其词，或心不在焉地点头。（我还注意到，她的名字、与她的真名押韵的玛丽西玛，也早就安上了最高级后缀，-ísima。）

阿尔瓦雷斯女士是我在共情方面遇到的一个挑战。我很想把她说的话都当成耳旁风，我这么说可是有科学依据的：如果她的每个器官系统真的在十年里都处于最糟糕的状态，那么她不是躺在重症监护室，就是已经死了。面对这样的情况，要同时保持冷静和共情非常困难，但如果医生做不到，就会成为引起病人不满，进而导致大扫荡式求医的首要原因。

我知道阿尔瓦雷斯女士正在尽全力让我明白她有多么痛苦。很明显，她担心如果自己说得不够生动，就不会得到重视。我不太确定向如阿尔瓦雷斯女士这样的病人解释是否有用，也就是，她所做的这些努力其实适得其反，这种不停渲染或夸大症状的方式只会削弱自己的可信度，动摇医生的同理 18
心。然而，尽管这样的局面部分要归咎于病人自己，但我认为医生更应担起责任，去理解那些影响病人表述症状的因素——文化、种族或仅仅是个人习惯。

医患之间存在诸多文化差异，种族差异只是其中一个。另外一个差异可以说更为普通，它出现在医生认为疾病是由病人自己主动造成的时候。众所周知，医生瞧不起那些酗酒、吸毒以及病态肥胖的病人，而且对这种蔑视他们丝毫不加掩饰。医务人员之间有不成文的规矩，大家不论级别都可以开这些病人的玩笑。医院中的这些戏谑之语反映的不仅是医务人员对他们的厌恶，还有愤怒和怨恨。肥胖的病人被称为“搁浅的鲸鱼”，无家可归的酒鬼被称为“笨蛋”或“土包子”，这种现象屡见不鲜。

医生是由一种需要常年自律和延迟满足的教育体系培养出来的。即便他们知道成瘾和肥胖至少有一部分是生物学原因，许多医生也仍然不自觉地——经常是有意识地——把这些疾病的成因完全归咎于懒惰、自我放纵、贪欲、装病和百无聊赖。一些医生无法做到尊重和理解这些疾病引起的痛苦，特别是当病人自己看起来都不太在意的时候。

毫无疑问，成瘾的病人可能是最难处理的一类患者。除了疾病的生物学原因，这些病人往往还受抑郁症、童年虐待、性侵害、社会经济问题和人格障碍等复杂因素的负面影响，更不用说在一个支离破碎的医疗体系里，治疗成瘾的选择有多么有限。

无论医生、心理治疗师、疗程或病人自己做出什么努力，都会被诸多反作用力轻易推翻，这些力量似乎暗暗拧成一股
19 绳，阻击治疗的成功。难怪接受培训的医生很快就把成瘾者视为疯子，对他们的治疗也尽可能少地投入。

在贝尔维尤医院，我们培训的住院医生和学生看到了太多酒精戒断的患者，以至于他们对这些病例都见怪不怪。如果入

院诊断是酒精戒断，医疗小组通常会粗略地过下病史，然后开点苯二氮平类药物，直到患者停止颤抖。日子一天天过去，当患者能够稳定地行走，便可以出院了。对于戒毒转诊的病人，医生做出的努力充其量是半心半意。共情在此是缺失的。

酒精戒断患者通常脾气暴躁，臭气熏天，吹毛求疵，因此不难理解，为什么有责任心、有爱心的年轻医生会有上述表现。几乎所有的酒精戒断患者都是一出医院就又喝上了，然后两周后再被送回来。这些病人中的大部分都有在多个城市的戒毒所待过的记录，但这些经历并没有带来任何改变。相当多的病人是搞羟考酮和安定的老手。还有许多人设法获得了公共援助或残疾补助，但他们看上去除了喝酒和吸毒外什么都不做。身为医生的人通常是以一种“自力更生”的态度对待生活，他们很容易对那些看上去如寄生虫一般自私自利、游手好闲的人心生厌恶和不满。

约翰·卡雷洛就是这样的病人，几年前我给他看过病。那天，团队的住院医生用冷冷的声音告诉我，卡雷洛先生第五十七次住进了贝尔维尤。每一次入院都是因为过量服用或戒断阿片类药物——海洛因或羟考酮。今天是过量服用，常规的治疗就是让他在急诊室好好睡一晚。我看了一遍他厚厚的病历本，发现所有的住院医生都只是在复制粘贴之前的病史，不过这也难怪，他每次住院的情况都和上次一样。

在每天的教学查房中，团队会从新入院的病人中选择一到两个作为深入研习的对象，通常会选那些患有最不寻常、最新

20 型或最严重疾病的病人。那天，我建议我们查房时对卡雷洛先生的病情进行讨论——虽然他的情况可以说是新住院病人中最平平无奇的一个，但学生们可以将其视作一种挑战。作为主治医生，我也要挑战自己，从最普通的病例中找到教学的要点。

我把大家带到卡雷洛先生的床边，心想这会不会是个让我后悔的巨大错误。在我的印象里，他是一个脾气暴躁，说话东拉西扯，问他病情却又答非所问的人。我可以想象，学生们站在那里，脚的重心变来变去，对扑鼻的腐臭龇牙咧嘴；他们偷偷查看自己的待办清单，懊恼地想，要是带杯咖啡来就好了；他们默默推算我何时可以让他们“刑满释放”，并开始筹谋如何在我的轮岗带教评定中对我大肆讨伐。

卡雷洛先生，四十九岁的白人男性，看上去和广告片里的一模一样——头发蓬乱，胡子拉碴，目光呆滞，是典型的受到生活重创的模样。他的皮肤苍白，就像破旧瓷器的颜色。为了不让大家围着他挤作一团，我尽可能把周围的椅子搜罗起来，虽然只找到零星几把。学生们被椅子挡住，只能靠着后墙站立。

问诊开始得并不顺利。我的大多数问题都只得到一个字的回答或一声咕哝。卡雷洛先生能够答出戒毒所的治疗时间、美沙酮的不同疗法、服刑的刑期等标准数字，但所有这些事实只不过组成又一幅令人熟悉的悲惨画面。我直直地盯着他（而他大多数时间盯着天花板看），能感觉到团队的注意力渐渐分散，大家躁动不安。我既没有和病人建立连接，也没有教给我的学生们什么。成瘾是泥沼，病人和医护人员都深陷其中，永无天日。尽管我不断地以关切语调发出真诚的询问，但虚无感还是慢慢爬上我的心头。

接着我有了一个问题，一个我从未想过的问题。“卡雷洛先生，”我说，“我知道你吸毒很多年了。但你能否告诉我们，你具体是在什么时间知道自己上瘾了？”

卡雷洛先生用手肘撑起身子，看着我，仿佛才注意到床
边有人。他眯起眼睛，眉毛的阴影被拉长，落在他泛青的脸颊 21
上。从倾斜的病床上，他向半围住他的医生们扫了一眼。学生们立定了身子。

“我是什么时候上瘾的？”他问，目光再次集中到我身上，他的下巴开始左右移动，仿佛在认真思考这个问题。

“是的，”我回答，奇怪的是，他的提问竟让我感到不太适应，“通常我们医生见病人的时候，病人已经病情严重了。或者我们在体检的时候见到病人，他们健康状况良好。但我们不会出现在从好变坏的转折点上。你能不能告诉我们，你知道自己上瘾，是在什么时间？”

我不确定这对他而言是不是一个不公平的问题，考虑到他吸毒多年，经历过大大小小的戏剧性场面，记忆因毒品而混乱、空白。但我并没有收回问题，而是让他在沉默中细细思考。

他把身体又往上支了支，咬住嘴唇，然后松开。他一开口，下巴就不再抖动。“嗯，知道，”他说，“是有那么一个时间。”他的声音变小了，大家纷纷竖起耳朵来听。“是4月初，我之所以记得，是因为城里到处可见的那些树都开了白花。看

起来就像是雪一样，大约持续了两周，等到所有叶子长出来，它们就又变成了普通的树。

“反正就是4月初，我开着从搞建筑的朋友那里买来的二手尼桑，沿着亨利·哈德逊公园大道向北开。我要到扬克斯去，参加我哥哥的孩子的生日烧烤派对。大道两边的树上都是雪一样的花。就像梅西百货的圣诞节橱窗。”说到这儿，他停了几秒，也许是在回味当时的场景，也许是在整理自己的记忆。

“然后，突然间，我觉得自己需要来一针。这种感觉像潮水般涌来，我需要它，现在就要。但更重要的是，我**渴望**它。我对它的渴望胜过一切，胜过去见我的哥哥，去见我的小侄子。在那一刻，我在这个世界上唯一想要的东西就是它。”卡雷洛先生停顿了一下，他的下巴又开始抽搐，左右晃动。我想
22 这也许不是肌肉痉挛，而是毒品或者是各种他服用多年的精神药物所产生的副作用。

“我记得我把尼桑掉头，”他继续道，“在西158街上绕了一圈。当我发现车子向南边开去时，我知道自己上瘾了。就像有块磁铁把我拉回市区，拉回那个该死的卖毒品的地方。但我别无选择。这就是为什么我会知道时间。很简单。”

他努力控制自己抽搐的下巴。“感觉上帝伸出了一只手，对着我的车、我的生活弹了一指头，我被弹到另一个方向，然后再也没有回头路可走。上帝就这样让我在市区转了一圈，从那以后，我就一条路走到黑了。”

他说完，病房里鸦雀无声。实习医生和学生们似乎都被震

住了。我也被他描述的有形的回忆和真实的场景所深深吸引。我猜房间里的每一个人都在想象，如果自己坐在那辆车里，感受到被不可阻挡的神秘力量所牵引，对事情的走向束手无策时，会是什么样子。

问诊结束后，我们一行人走出卡雷洛先生的房间，在走廊的另一头会合。团队的变化非常明显。这是我们第一次对卡雷洛先生的生活有所了解，哪怕只是一点点了解。这是真正的共情的起点。能够换位思考后，我们对他就有了不同的看法。此后，当我们聊起他的病情，再也没有人翻白眼，或者随意轻蔑。大家开始频繁地找他聊天，而他也变得更配合，更自在。这份刚刚萌生的共情，必定无法在一夜之间根除他多年的毒瘾，但如果没有共情，他的病情想要好转基本无望。

茱莉亚（一）

23 我记得茱莉亚·安帕罗·阿尔瓦拉多的斯塔林曲线往下掉的那一天。那是一个周一早晨，秋高气爽，就连纽约市也洋溢着秋天特有的丰茂气息。贝尔维尤门前的花园披上了金黄猩红的颜色。枝丫迎风轻柔地飒飒作响，掩盖了铁围栏外第一大道上纷乱的车流声。正在变色的树叶散发着苹果酒般的辛辣味道，让人错以为置身在新英格兰的宁静田园中。

医生、护士、技术人员、患者、行政人员和护工陆陆续续拥入医院，开始新的一天，但有一小部分人流连于魅力的花园，它犹如一颗与曼哈顿钢筋丛林格格不入的绿色欧泊。

所以，醉心园艺就是我将要在“怎么可能会无聊”的周一晨会上迟到的理由，反正我从候诊区冲向会议室的路上是这么和自己说的。但当我看到茱莉亚独自坐在空荡荡的候诊区时，我猛地停了下来。她娇小的身体窝在椅子里，她的呼吸有一种不同寻常的粗重，一种我从未见过的缓慢。她的皮肤似乎更苍白了，没有了生气。我做茱莉亚的医生已近十年，这些年来，帮她活下来的是斯塔林曲线，还有她的药物、她的心脏病专家，以及她百分百的坚韧不拔。

斯塔林曲线是所有医学生都熟知的心脏生理学原理。当
进入心室的血量增加时，为了维持进入和流出心脏的血液的平 24
衡，心脏会更有力地收缩。

多年来，由于不幸的遗传，茱莉亚的心脏功能不断衰弱。出于不明原因，她的心脏肌肉纤维在她三十岁出头的时候就开始出现问题，导致肺部和小腿积液过多，引发充血性心力衰竭（CHF）。但她的其他方面都很健康，因此她的身体亮出了所有的生理王牌，采取了所有可能的代偿机制，以确保血液能够持续流向重要的器官：心脏加快工作，以更快地泵出血液。同时，她的静脉网紧绷起来，帮助血液回流到心脏。心脏肌肉纤维为了挤压出更多血液而慢慢变厚，就像弯曲的二头肌一样。左心室也开始从圆柱体变形成球体，从而减少对心室壁的压力。

然而疾病无休无止地折磨着茱莉亚，她的心脏肌肉纤维逐渐萎缩，使得本已超负荷的左心室受到拉扯，心室壁变薄。斯塔林曲线是茱莉亚最后的王牌。她的肌肉纤维在被拉伸后以更大的力量挤压心脏，这就和橡皮筋在被拉长后会以更大力回弹一样。

但这张最后的王牌——实际上，她所有的王牌，都是为了专门应对**急性**的心力衰竭，如感染、猛犸象袭击这类突发情况而演化出来的。它们并非为**慢性**心脏衰竭量身定做。最终，这些代偿机制都被证实无法适用。橡皮筋经过不断的拉伸，丧失

了弹性。其中的纤维虽然一开始为了更有力地回弹而变厚，但它们都以失调、无用、纤维化的结局告终。

斯塔林曲线的代偿机制只是暂时有效……直至它失效。到了某些时刻，每个 CHF 患者——如医学速记上提到的——都会从斯塔林曲线上掉下来。

那天早晨，当黄澄澄的秋色为曼哈顿的城市风景线镀上一
25 层柔光，当暖洋洋的秋日将炽热的乐观主义毫无保留地洒入我们这个小小的角落，茱莉亚却在斯塔林曲线上摇摇欲坠。

我第一次见到茱莉亚是在八年前。当时她三十五岁，身体健康，在一栋办公楼里上夜班打扫洗手间，以此养活她的孩子。这并不是她的理想工作，但对于一个危地马拉来的非法移民而言，这已经是她能找到的最好的工作了。她不停地干着，直到呼吸急促的问题越来越厉害，她连一块毛巾都提不起来。

茱莉亚因严重的充血性心力衰竭被送进贝尔维尤医院。她被安排在我负责的病房只是因为在急诊室办理她入院手续的时候，我的团队恰好在旁边。她的 CHF 症状在利尿剂和其他药物的作用下迅速得到缓解，但我们之后还是不得不向她解释全部的诊断。那时我们便知道她的病情没有任何逆转的可能，她的心脏正在走上衰竭的单行道。当然，给病人做疑难疾病的诊断并非易事。无论是医生还是病人，往往都容易情绪汹涌。

但在那个当下，还有另一种痛苦掺杂其中。实际上，茱莉亚衰竭的心脏是可以治愈的。对于患有不可逆的CHF、身体状况尚健康的患者来说，心脏移植是标准的治疗方法。如果茱莉亚的出生地能再往北去一千五百英里，我们就可以讨论如何让她进入移植名单。但那天早上我们说的不是这些。相反，我们的任务是告诉她，虽然心脏移植可以救她，但因为她是非法移民，所以不能被列入移植名单。

作为医生，我们进退两难。在理性层面，我们完全明白应该向她传达怎样的事实。但在情感和人性的层面，我们不愿意让自己成为这种残酷命运的传声筒。当你有可能治好你的病人，却不得不告诉她，她无法得到这种治疗，并会因此丧失性命的时候，你在情感上已无立足之地。

我第一次提到茱莉亚是在我的《翻译医学》一书中，那是 26
在她从斯塔林曲线上跌落后不久。我们一起度过了紧张的八年时光，我被一种仿佛世界末日快来临的恐惧所驱使，开始动笔记录。仅仅是写她的故事，写她在治疗过程中的起起伏伏，就让我心痛不已。但最让人难过的还是最初那时，我试着告诉她，她病得很严重，但治疗希望非常渺茫。我在一篇关于医生和情感的专栏文章中简单叙述了那个时刻。[1]

> 有点像照镜子。我们有一样的身高和体形，一样的年纪（三十多岁），我们都有两个年幼的孩子。如果有另一个世界，我们可以是朋友，我们可以轻轻松松地换衣服

穿。但如今，我穿着白大褂，而她穿着死刑服。

只是她还不知道。

茉莉亚出院的那天早晨，我们查看她床头柜上的一排心脏药物。她对每一瓶药都问了同样的问题：“这种药会让我的心脏好起来吗？”

这个问题让我深深地不安，我赶忙罗列了一大堆详细的关于控制症状、增强呼吸、减少体液失衡、提高运动耐受力的解释。每一种药物的作用我都实话实说了，却不能告诉她最终的真相——基因的骰子随机一滚，她的心脏纤维的未来已被注定，她唯一的机会就是心脏移植，但因为她是非法移民，这几乎不可能。她的孩子将在没有母亲的日子中长大。

……茉莉亚在没有充分了解预后的情况下出院了，作为她的医生，我是失职的。我明知我的工作应该“以病人为本”，与病人进行“开诚布公”的对话。但是，我做不到。让这个年轻的母亲从我的口中知道自己将不久于世，我做不到。

27 可能是我太同情她了，可能我让情绪控制了自己，可能我是彻头彻尾的缩头乌龟。毫无疑问，这些情况我都有，但我并不是唯一一个与真相做斗争的医生。负责照顾她的每一个人——实习医生、住院医生、主治医生、心脏病研究员、心脏病主治医生——都没有遵守《医学职业精神章程》（章程中，与病人诚实沟通被列为最重要的道德基础）。不论年轻、年长、男性、女性、感性、自负或是狂妄，我们当中没有一个人敢当着她的面说出那些话。

这篇文章发表后，得到了迅速、激烈的反馈。许多人指责我没有在那天把完整的、真实的诊断结果告诉茱莉亚。常见的一种评论是，我剥夺了她接受和消化真实诊断的机会。

这些批评当然是对的。我没有告诉她情势的严峻程度，是我的错。我确实夺走了她的时间。但我之所以写下这篇文章，不仅仅是为了承认自己的缺点，更是为了说明一种情况：在这种情况下，情绪可以极大地影响医生的行为，影响患者。让我感到些许安慰的是，团队里的其他医生也深受这种情绪难题的困扰。我所观察到的我们的反应中存在的这种普遍性，是促使我写这本书的原因之一。我们谁也无法回避它。

最终，茱莉亚在她出院后的第一次门诊中得知了诊断的真相。不出所料，当那一刻真的来临时，糟糕透了。我们试了好几次才把话说出口。声音哽咽，两眼噙泪——但仅限于医生。茱莉亚则坚忍多了。她慢慢地，极慢地点了点头，在脑子里把这一切信息拼凑完整。随之而来的宁静，感觉就像是我们在舔舐各自的伤口。虽然一切都不乐观，阴云密布，但有了一份真实感，现在可以开始做计划了。

为什么我们过了这么久才告诉她？也许是因为我们医
28 生自己要先接受这个诊断结果——不论这听起来有多么自
私。也许，我们下意识地想给茱莉亚一个喘息的机会。但
也许这一切只是我们为了让自己感觉好一些而找的理由。
事实是，我们没有在一开始就做我们应该做的：告诉她全
部的真相。

第二章　我们能成为更好的医生吗?

共情对医学的重要性毋庸置疑，但这种能力的具备（或缺 29
乏）是与生俱来还是后天习得的，对此存在争议。共情显然是先天与后天的某种结合，不过就其中先天与后天因素各自的作用做一些思考还是非常有意思的。意大利的研究人员做了一个有关共情的精彩实验，实验中他们播放了一段人的手被针扎的视频。[1]

研究人员假设，他们可以通过观察受试者大脑中与视频里手部被刺部位相关区域的神经活动的变化，来记录生物学意义上的共情反应。也就是说，当你看到一根针扎进拇指和食指根部之间的肉时，你会感到自己手的那个部位也在疼，或者至少是你大脑里代表那个部位的区域在疼。（视频中的手如果是被棉签轻轻擦拭，那么受试者的神经活动没有变化；变化只发生在受试者感到疼痛的时候。）这个现象相当于神经学上的换位思考。

在最初的笔试部分，所有受试者的共情得分都很高，没有表现出明显的种族偏见。但到了观看视频的阶段，白人受试者的神经只有在白人的手被针扎时才起反应，黑人受试者也只对黑人的手有反应。尽管受试者们在笔试中都认为自己具备同理
30 心，没有种族歧视，但他们的大脑或本能还是出卖了他们；似乎只有看到与自己相似的手时，他们才会感到疼痛。

但随后，研究人员做了一件不同寻常的事：他们在视频中混入了一只染成紫色的手。这种肤色既不同于黑人，也不同于白人，大家想必见所未见。当这双紫罗兰色的手被针扎时，所有人都有了反应。

这说明，人类确实有一种也许是与生俱来的能力，会对看上去不同的人产生共情。然而，不知从什么时候开始，我们可能在不知不觉中学会了不去同情某些特定类型的“他者”。

人们在这场有关共情是与生俱来还是后天习得的争论中得出了一个虽一致却令人沮丧的观察结果，即医学生似乎是在学医的过程中丧失了大部分的共情能力。[2] 我们的医学培训体系中的某些环节，可以在开学第一天就把学生们的共情之火统统熄灭。

关于这一点的研究似乎得出结论，传统医学院三年级的课程杀伤力最大。这个发现让人气馁，因为三年级是医学生开始实际参与治疗的起步期。对大多数学生而言，这是他们渴望已久的。在教室里干坐两年后，他们终于可以**做**医生做的事——在医院里照顾病人。有人认为，学生向医疗实践跨出的第一步

会激发他们所有的理想主义，这些理想主义是他们走上学医道路的原始动力，而在前两年他们的主要功课是背诵大量晦涩难懂的原理，理想主义在那个阶段经受了严峻的考验。

然而情况可能恰恰相反。在与真实的病人进行了真实的接
触后，这些学生拥有了重要的临床经验，但他们的共情能力变
差了。他们在进入临床医学这个真实世界后，有关医疗的职业
理想遭到了重挫。就是在这种士气低迷的状态下，我们让他们 31
去做住院医师，去积累那些最能影响和帮助他们成为执业医师
的经验。

为什么医学院的学生在临床实习阶段会失去同理心？原因有很多。一部分和学生自己的经历有关，他们被扔到医院后，在水深火热中体会到了迷茫和疲惫——这与前两年他们的课堂生活截然不同，那里的一切井然有序、整洁、受控。那个学生世界是由预先规划好的时间表、清晰明确的课程安排和具有决定作用的测试构建起来的。即便学业压力巨大——事实确实如此——他们也至少知道接下来会发生什么，精确到他们醒着的每一秒钟。

周三，上午8:30—10:00，病理学；主题：消化性溃疡，203室，奥布赖恩教授，《罗宾斯病理学基础》第237页—第254页，12月15日考试。

这个由讲座、实验室、教室、考试和教授们精心打造的

世界是一个日心宇宙，而医学生就站在炽热的中心。一切都是为了他们而存在。整个体系就是为了他们的医学教育而创生的。

但当他们进入病房时，情况可不只是有所转变，而是完全颠覆。医院的气质与医学院课堂大相径庭。对于新手们来说，那是纯然的无政府状态。部分是因为医学的本质：人类和人类的疾病不受日程表、流程图或教科书的左右。

> 化疗注射方案与 CT 扫描仪的排期冲突，但支气管镜检查只有在做了 CT 扫描后才能进行，可肺科医生又被急诊叫走，所以检查得重新安排时间。巴拉迪太太的体温飙升，需要取消化疗，而隔壁床的病人刚刚出现了异常的皮疹，要转移到隔离病房，但急诊室人满为患，同时来了五
> 32 个新病人，没有隔离病床可用。兰利先生的家人到了，他们想找主治医生聊聊，可西区 15 号病房现在人手不足，要“调”两名护士过去，而救护车表格需要立即填写，否则金伯森女士的出院时间就要推迟一天。北区 17 号病房传来急救代码——放下手头的一切！

医院生活永远充满变数——疾病的发展变幻莫测，在此基础上还有一系列错综复杂的随机事件。经验丰富的医生和护士早已习惯在这种持续不断的混乱中工作。但新来的医学生不知所措，他们习惯于学校生活的井然有序。在病房里，他们很容

易被认出来，不单单是因为身上穿的短白大褂，还因为当他们身处临床医学的旋涡时，脸上那茫然的表情。学生们笨拙地站在病房的角落，人、担架、急诊、医院行话以及瞬息万变的临床优先事项从他们身边呼啸而过，他们眼花缭乱。

让他们更加难受的是，他们很聪明，知道自己在病房里其实没什么真正的事可干，不像医生、护士、药剂师、血液化验师、呼吸治疗师、X 光技术员、文员、护理员、营养师、清洁工和电工那样有明确的职责。医学生来医院的目的只有学习。他们以自我为中心的天性让他们感到非常不自在，因为这里与医学院的课堂环境不同，不是为了他们的教育而专门设计的。

他们选择从医不就是为了帮助别人吗？大多数医学生都迫切希望可以在病房里出把力，来减轻自己的负罪感，"回报"实习医生和住院医生给他们的指导，帮助周围需要帮助的病人。但是，如果你的技能还很有限，而一切都在以矛盾且无章可循的势头飞速运行，你肯定会陷入困境，很难知道从何入手。事实上，学生们真诚提供的帮助反而常常拖慢事情的进展，这一点对所有相关人员来说都极其明了。

虽然最终医学生都会多多少少适应临床的混乱状况，但大 33
多数人仍会记得那种毫无用处的感觉，犹如多余的第五个轮子。这种难以找到目标，难以找到自己位置的困境，致使许多学生不自觉地减少了参与诊疗的欲望，进而抑制了他们的共情能力。

还有一个原因导致了共情能力的丧失，这个原因可能更为重要，它被人们称为医学院的隐藏课程。学生们一旦加入临床的混战就会被吞噬，这个隐藏的、非正式的课程彻底击败了常规的课程——那些课堂上教授的内容，学校校训中体现的内容，为了引领学生步入神圣医学殿堂，院长们和资深教师们传颂的内容。

学生们真正的老师不再是在“巨人时代”做过医生的白发苍苍、德高望重的老教授们，而是在战壕中穿着沾满医疗痕迹、脏兮兮白大褂的实习医生和住院医生们。这些年轻的医生是学生与临床医学的直接接口。学生时时刻刻都跟在他们后面，学习如何行医——如何沟通、如何思考、如何书写、如何举止、如何穿戴、如何装备。

住院医生与实习医生是医疗行业的新兵，他们的任务很简单，就是完成所有的工作。临床上的实际诊疗由他们全权负责（即使最终临床和法律责任由主治医生承担），住院医生不惜一切代价把所有的事情做好。他们手里拿着任务表，外套口袋里装着各种文具，他们是实用主义的化身。虽然很多人仍然对疾病的理论和机制感兴趣，但他们的工作方式还是以实用为主，因为他们与电工、清洁工、治疗师、技术人员、文员、营养师甚至护士和主任医生都不同，他们的工作职责没有界限。

如果病人需要做 X 光检查却没有载具，实习医生就需要用轮椅推着病人去放射科。如果社工办公室需要立刻收到表格
34 来完成出院手续，而此时传真机坏了，实习医生就需要拿着文件飞奔下楼给他们送过去。尽管医务人员对那些推给他们的文

书、行政、交通和非医疗方面的杂务并不感兴趣，但他们宁愿自己做，也不愿忍受等待常规解决途径必然会导致的时间延误。

他们不希望耽误病人的时间，因为他们真心希望为病人提供最好、最及时的治疗。但他们也不想耽误自己的时间，因为这意味着会增加更多的工作。更多的工作意味着更少的睡眠。（一名医生回忆起他和同事们在实习期间经常玩的一种棋盘游戏。这个游戏名叫“实习生游戏”。游戏的筹码不是钱，而是睡眠时间，你可以用它来“购买”游戏中的任何活动或道具。）

听起来有点卑鄙，但把这样一群有智慧、有竞争力、有完美主义倾向的人放在一个高压环境中，自然会导向这样的结果，他们的职业责任感驱使他们去处理无数个不断变化的任务，再加上睡眠不足，以及即便放弃睡眠，一天也只有二十四个小时的硬性事实。

这种不惜一切代价完成任务的态度孕育出了一种效率，它常常忽略细节。这并不是说每个实习医生或住院医生都是无可救药的冷酷之人。恰恰相反，优秀的医务人员通常有着深深的个人责任感，是学生们的榜样。但是，实用主义的大行其道、残酷的黑色幽默以及无休无止的身体疲劳淹没了学生们的理想情怀，取而代之的是毫无浪漫可言的医学观。在这里，威廉·奥斯勒、希波克拉底、院长、老派主治医生们的哲学思想没什么吸引力。

学生们发现，即使是最体贴入微、最具人文精神的实习医生也要在一番残酷计算下展开工作，在无关紧要的事情上花费的每一分钟都会延长工作时间。与病人进行一场深入的交谈，为病人做一次更彻底的体检，向病人家属耐心地解释疾病发展的过程，研读有关罕见病的资料，参加关于沟通技巧的讲座，一天三次到病房探视病人，额外打几次电话了解病人的病史，
35 不去打断病人的喋喋不休——这些举动当然都非常棒，但不会帮助医生完成工作。任务清单还在那里。

在医学院的前两年，班级里的所有学生都有相同的教育经历。他们上同样的课程，由同样的教授授课，在同样的实验室里做实验。无论好坏，这些条件都相对一致。然而，一旦进入病房，一切就变成了随机事件。学生们被分到不同的医院、不同的病房、不同的医疗小组。对于每一个学生来说，这段经历是成功还是失败，也许就取决于与他们搭档的实习医生的优劣。如果他们幸运地遇到极好的实习医生，愿意花时间教学，愿意以诚相待，那么就会获益良多。如果他们被分配到厌烦和贬低病人或对医务工作感到不堪重负的实习医生那里，那么他们会对医学产生截然不同的看法。

我曾经在以色列指导过一群医学院学生，当时他们正在紧张地进行着第三年的见习工作。我们每个月都会安排见面，讨论学生的工作进展，每个人都被要求提交关于实习的小结。我惊讶地发现他们对妇产科的评价呈现明显的两极分化。一名学生写道，她是如何意外地爱上这个领域。她的团队带着她参与了每一次分娩，让她在剖宫产手术中提供帮助，让她成为团队

里第一个面诊新病人的人，以便她可以做出初步诊断。虽然她进医学院时的梦想是成为一名儿科医生，但现在妇产科医生也在她的考虑之列了。

在后面的一篇小结里，另一个学生写道，自己想不出有什么妇产科的重要的事可以说。因为在整个轮值期间，他基本就干站在一旁，什么都没有做。他所在的团队太忙了，几乎没有人注意到他。即便有人想起来告诉他哪里有个精彩病例，等他到那儿的时候，孩子已经生好了，手术也结束了。他被大家视为一个障碍，于是他躲进图书馆里，把大部分时间花在阅读教科书上。他太痛苦了，以至于无法想象自己有一天会成为妇产科医生。

因此，无论医学生在学校里如何学习——甚至真诚相信——医学理想、共情至上、医患关系价值，这些东西都会在
他们踏入病房那一刻全军覆没。哪怕是最具理想主义的学生也 36
会开始把每一个新入院的病人当作额外的负担，把每一个病人的需求当作完成工作的又一个阻碍，把每一次与病人的闲聊当作睡眠时间的减少。难怪在临床医学的世界中共情会被击倒，它所需的一切条件似乎都与医生的日常生存相背离。

当医学生进入临床世界，他们接触到的最重要的东西之一便是医学语言。这些学生到病房时说的还是普通的日常英语，但很快他们就被医学的特殊用语包围了。（许多学生在住院医生培训结束后，几乎不能把名词、动词和形容词串起来，组合

成一个正常的句子！）其中有些就是简单的速记表达，这在书面病例中看得很清楚。

一张典型的住院单的第一句可能是这样的：82 WM w/ PMH of CAD, CVA, MIx2, s/p 3V-CABG, c/o CP, SOB 2 wks PTA. BIBA s/p LOC. No F/C/N/V/D。这句话让菜鸟医学生——和其他普通人——不知所云。但对所有医生而言，这是无比简洁的七十四字陈述：一名 82 岁的白人男性，既往有冠状动脉疾病、中风、两次心脏病发作和一次三血管心脏搭桥手术病史，入院前两周曾出现胸痛和呼吸急促的症状，在失去意识后被救护车拉来医院，没有发热、发冷、恶心、呕吐或腹泻。（如果你在数的话，可以发现用正常的英语表达需要 309 个字。）

除了医学速记，学生们还有大量的医学术语需要学习。他们必须将口干症、肠扭转、铁粒幼红细胞增多、胸透、胆总管结石、肠鸣、里急后重、回肠结肠炎、鲁氏 Y 形吻合、真性红细胞增多症以及可触性紫癜熟记于心。但新生们对这些名词完
37 全云里雾里，他们还在努力找洗手间在哪儿。不过从另一个角度看，正因此，学生和病人成了最佳盟友。学生们明白在这种陌生的医学语言中挣扎是什么感觉，他们通常是那群最乐意帮助病人及其家属理解这些术语的人。

然而，除所有“恰当”的医学用语外，这里还有医院的俚语。俚语似乎比其他任何东西都更能说明一个人是否已成为这个团队的正式成员，对于这些临床世界里无处不在的土话，学生们已很熟悉。其中一些俚语是善意的，甚至是一种自嘲，比

如骨科医生称自己为傻骨头，放射科医生开玩笑说自己是躲在山洞（读 X 光片的黑暗房间）里面的人。

但很多俚语和黑色幽默都带点贬义，尤其是和病人有关的。一个像玛丽西玛·阿尔瓦雷斯那样来自中美洲的患者的哀诉会被诊断为“西班牙状态”——对哮喘持续状态的戏称，这是一种持续时间长、程度严重的哮喘发作。一个坏脾气、不配合的瘾君子则被叫作“非公民”，这和移民无关，纯粹是针对个人。

很明显，这些贬义的说法拉开了医生和病人的距离，直接削弱了医生的共情能力。虽然有些俚语看起来冷酷无情，但更多俚语源于恐惧。我们的病人的某些生存（或死亡）状态非常可怕。与他们共情，设身处地为他们着想，可能会让人极其不安。因此，医生不自觉地拓宽自己的健康与病人可怕的危急状况之间的护城河，以此保护自己。所以，那些从养老院来的年迈、痴呆、大小便失禁、胡言乱语的病人被他们称为“刺头”或者“呆子”。濒临死亡的病人则被说成是“已经到了悬崖边了”。

医学生们迫切地想要融入团队，想要看起来有经验、有能力；医学俚语和内部笑话就是实现这一目标的方式之一。不懂俚语是新手最明显的标志。

我曾经听过一个萌新医学生做的病例报告，内容详细缜
密。那是他进入医院的第一天，他正在介绍一个前天晚上入院 38
的病人的情况。入院记录是当晚值班的实习医生写的，医学生

尽可能地按照他写的内容去读。他顺利地念出了大部分的速记内容，但接下来他就念到泌尿生殖系统检查的部分。

从胚胎学上讲，睾丸在骨盆内生长，然后进入阴囊，在阴囊凉爽、舒适、更有利于精子产生的环境中度过余生。在常规体检中，医生会通过触诊阴囊来检查睾丸是否已经下降，如果没有下降，可能需要手术矫正。实习医生用来表示两个睾丸都已安全下降的标准记号是“↓↓ *testes*”，它读作“双侧下降睾丸”。而此前一路读得顺畅无比的学生，到此时也开始有了信心，他不慌不忙地念道：“这个病人的睾丸极其小。”

一直静静听讲的团队成员忍不住爆发出一阵笑声。那个学生——已经大声念到直肠检查细节了——在哄堂大笑中急忙抬起头来，不知所措。他根本不知道是什么这么好笑。

当终于有人告诉他，那两个向下的箭头代表“双侧下降”，而不是“极其小”的时候，他的脸红得像夏末的樱桃番茄。这个错误让他尴尬，但更尴尬的是，因为对医学速记的无知（而其他人都熟知），他被贴上了新手的标签，与其他不费吹灰之力就能破译速记内容的“真正”的医生区别开来。

医学生们为了让自己看上去、听起来像个真正的医生，会投入大量精力——即使是不自觉地——去分辨什么是需要学习的。他们不仅关注主治医生是如何触摸脾脏的，还注意白大褂的扣子扣没扣，里面穿的是休闲服还是职业装。他们甚至会从最平凡的细节入手，收集一些微妙的信息，例如听诊器是挂在脖子上（这是医生的高调声明，宣示自己只活在务实的当下，

全力拯救生命），还是静静地躺在口袋里，露出一点边缘（这 39
是低调的身份证明，告诉你这件事由谁主持，但不一定要大肆宣扬）。

学生把他们的带教老师与护士、行政人员、病人和病人家属沟通的方法进行了内化。他们学会了正确的医疗语法，这种语法就像拉丁语的词尾变形一样精致。因此，病人是“承认疲劳，否认呼吸困难”（而不是“病人疲倦，但没有呼吸急促”）。学生们还需要在所有这些医学和社会学知识中判断出，哪些俚语和幽默是可以被接受的，哪些则不是。

关于医学生对笑话的反应，一直以来都有非常可观的研究成果。[3]事实证明，“幽默游戏”有其复杂的规则，这些规则虽未明说，却被普遍接受。例如，只有资历最深的医生才可以发起一个玩笑，并由这个医生设定幽默、戏谑的接受阈值，任何玩笑都不能超过他／她的玩笑所划定的界限。在一些特定的场所是可以开玩笑的，例如过道、会议室，它们被认为是私人空间。而电梯和病房则是被禁止的。

关于可开玩笑的对象，也有心照不宣但明确的规则：滥用药物的人可以，癌症患者不可以。酗酒和肥胖的人可以，流产病人不可以。精神分裂症和边缘型人格障碍患者可以，临终患者不可以。以及，癌症病童，绝对不可以。

对于医学生而言，这些俚语和幽默让他们左右为难。凭借身上的白大褂，他们打入内部，对里面的情况一清二楚，可大多数时候他们仍觉得自己是个圈外人。他们无法直面粗鄙的语言，心里常常感到厌恶，但又千方百计地想要成为圈内人，认为必须要赞同这样的笑话。或者他们不自觉地就学会了这些用语，因为他们本能地在模仿自己的带教老师。像“刺头”、“非公民”和“已经到了悬崖边了”这些缺乏共情的语言，就是从资深医生和住院医生那里迅速、自然地在学生间传播开来。

尽管有时学生会反感这些笑话，但他们——也包括资深医生——都觉得这种幽默无伤大雅，或至少不是有意为之。在他
40 们眼里，这是对事不对人（虽然很难想象，如果病人无意间听到这个观点，她能否认同）。各级医生都倾向于将黑色幽默解释成是为了减缓压力和应对令人绝望的状况。一个以利嘴闻名的重症监护室医生曾对我说：“这里的每个人都快死了。除了开点玩笑，你还能做什么？”

医生和所有人一样，幽默对于他们可能是一种自反性手段，来排遣个人的不适。众所周知，当孩子受到训斥时，他们会回以嬉皮笑脸。同样，医务人员在尴尬的情况下也会做出看似不恰当的幽默反应。

各个级别的医生——尤其是学生和实习生——在面对某些情况时会感到不知所措，甚至是无能为力。有许多比开玩笑更具积极意义的方法可以处理这些情绪，但我们往往无法做到，至少在那个当下无法做到。我清楚记得自己在贝尔维尤精神科急诊室的第一个晚上。如果说贝尔维尤的急诊室是野兽的肚子，那么精神科急诊室就是这个肚子里的结肠部分——传奇故事、电视连续剧、晚间喜剧演员，那里应有尽有。

当时我还是一个三年级的医学生，刚开始接触病房。我与其他三年级学生不同，他们在完成基础医学课程后就进入了临床轮转，而我有很长一段时间在干其他的。因为我的博士学位是在医学院的上半学期和下半学期之间攻读完成的，所以我在实验室里闭关了近四年，沉浸在医学研究中，需要处理的最棘手的问题就是解决移液器的堵塞。我的生活充满了实验设计和假设检验带来的清新和安宁。每天，我到实验室的第一件事就是抚平一排排洁净无瑕的试管，用手指轻轻摩擦聚苯乙烯。实验中的每一个变量都由我控制。

从这样一个由实验主义和理性思维构成的有序世界，我一脚踏进了贝尔维尤的精神科急诊室。那个时候，它还只是主急诊室旁的一个脏脏的小房间。穿过一扇窄门，就是一间拥挤、无窗的候诊室。那里有三个壁橱大小的空间用来和病人一对一问诊，但大多数时候，所有人，病人、住院医生、医学生、护 41
士以及护理员，都挤在里面。就是在这个地方，警察把全纽约市最疯狂的疯子带进来。因为吸毒和酗酒，这些病人通常无家可归。候诊室门口有个高大的黑人警察在巡逻，他警惕地注视着房间里的每件事和每个人。他身材强壮，尤其是他那惊人的身高，掐灭了任何想要从门口或其他地方逃走的希望。当我侧身经过他走进候诊室时，我几乎可以碰到他的枪套。

除了看到、听到的混乱，精神科的急诊候诊室还很臭。由于没有通风，人和人之间又靠得近，再加上大部分病人都不洗澡，这个地方永远充斥着刺鼻的味道。这种气味就像我前几年在那个强奸受害者身上闻到的一样，但因为这么多人都挤在同一个狭窄的空间里，这气味浓烈了十倍。

我已经好几年没有接触过任何病人了，是一个不折不扣的生手，很快我就感到一种突如其来但停不下来的恶心。难闻的气味在我体内扩散，把我一年级时才会有的反应勾了出来。我无法想象自己要如何在这个狭小的空间度过接下来的十二个小时。

我被派去接待一个二十多岁的年轻白人女性。人们在地铁里发现她半裸身体，伴有妄想和暴力倾向，处于精神崩溃的发作期。很明显，她在急诊室里依旧斗志昂扬，因为尽管用了镇静剂，她还是被四点式捆绑住了。担架上的她被捆得结结实实的，看着既可怜又可怕。她的精神错乱似乎已经有段时间了，身上散发出露宿街头才会有的那种肮脏和腐烂的味道。

和我一起工作的住院医生大约凭直觉发现了我的不适。他有一头金棕色的鬈发，披散下来与脸上浓密的胡须连成一片，看起来就像个《圣经》人物，即便他穿的是破破烂烂的蓝色手术服（这是从护理员到外科医生再到精神科医生等等所有在贝尔维尤值夜班的人的首选服装）。他把我拉进一个小房间，关上
42 门，然后说："别担心，这不过是毒袜综合征。在这儿很正常。"

我不禁大笑起来，或许只是由于在快发疯的午夜时分和一个像是从《十诫》里走出来的人待在一起。我从来没听说过毒袜综合征这个词，感到好笑极了，虽然我知道其中有贬低病人的意思。但它就是那样透彻地概括了眼前的情况。我抑制不住

地狂笑，花了好几分钟才恢复平静。

当我最后跟着摩西医生回到候诊室时，我发现自己比之前更容易忍受那种气味了。尽管它仍然刺鼻、讨厌，但我已可以在意识中将它推到一边。之后在急诊室的每一天，我依旧会觉察到这股味道，但它已经无法战胜我了。

然而当我尝试了解这个年轻女士的病情时，她不愿回答我的问题。她只会说："我要上厕所。你给我松绑。我要上厕所。"自然，我被吓坏了。我不想让她尿裤子，可我也不知道松绑是否被允许。"你给我松绑，"她不停地念叨，"你给我松绑。"

摩西不在，他去了另一间诊室。我只好蹑手蹑脚地走到一名护士那儿求助。她叹了口气，甩给我一个眼神；经验丰富的护士可以在眨眼间击溃一个医学生。"她真的需要尿尿。"我恳求道。护士走到病人那里，问了她一连串问题，然后勉勉强强地解开了她的束带，扶她站起来。

病人摇晃了一会儿，逐渐恢复平衡。她站起来后看上去比躺着还要瘦。如果她的体重有一百磅，我会很意外。她大步穿过候诊室，却没有往洗手间去，而是走到守在门口的警察那里。她抬头望向他，身高差大概有两英尺。"嘿，黑鬼。"她亲切地招呼道。与此同时，她伸出手，抓住了他的裤裆，用尽力气攥了一把。两百七十磅重的警察被她捏得满脸通红，像一袋水泥 43
一样摔在地上，而她转过身，若无其事地继续朝洗手间走去。

这便是我在贝尔维尤急诊室第一天遇到的事情。说它让人不知所措，都太轻描淡写了。不过后来我一直在想，为什么自己会对“毒袜综合征”笑得那么疯狂。那是一个粗俗、侮辱人的笑话。现在我作为一名主治医师，如果在无意间听到实习生说这句话，我可能会责备他。但回想当时，我发现自己之所以对住院医生的玩笑有那样的反应（或者说过度反应），更多的是出于不安和全然的迷惘，而不是他天生的喜剧才能。我并不觉得牺牲病人的利益并与他为伍值得自豪（谢天谢地，病人听不到我们的对话），只是时过境迁，现在的我更能理解当时发生了什么。我还记得在那之后，我觉得自己变得不同了。借由这个内部笑话，我获得了他们的信任，成为团队中的一员——是一个圈内人，而不是圈外人了。

这让我想到幽默本身是否也可以成为一种教学工具。我并不是主张在教学中加入讽刺意味的玩笑，但这段经历确实让我有所犹疑。我试着想象自己坐在一场关于如何与臭味共处的讲座里。很难想象它能提供多少帮助。但这个笑话似乎释放出我内心中的一些东西，一些无意识的东西，可以让我面对困境。我甚至觉得这种臭味带着一些悲戚，诉说着病人的痛苦。现在，当我走进一个有味道的房间时，我仍会本能地感到不舒服，但这不会影响我的工作。实际上这让我能更好地觉察出病人的脆弱，提醒我要付出格外的关照，就像多年前那个助理护士对那个强奸受害者所做的那样。

在整个医疗培训阶段，我一直不愿意看《上帝之家》，因为我知道它是一本带有贬抑之言和性别歧视的过时、无礼的

书。当我受邀为庆祝塞穆尔·谢姆这部已成经典的作品出版 44
二十五周年的纪念文集撰稿时，我不得不婉言谢绝，因为（我不好意思承认）我还没有读过他的书。但我认为我应该去读一读了，即便只是因为它已经成为一个文化符号。

这本书和我预想的一模一样——贬抑、性别歧视、老套、冒犯。但这四百页让我笑得如痴如狂，周围的人差点儿以为我癫痫发作了。它几乎违背了我所珍视的一切，可我就是笑得停不下来。我为自己觉得这本书有趣而感到无地自容。

但是，就像那个毒袜综合征的笑话莫名就让我克服了对难闻气味的呕吐反射，书中的有些内容通过幽默直达问题的核心。

在《上帝之家》中，有这样一个场景：实习生罗伊在 116 号病房遇到一个反应迟钝的老年病人安娜·欧。（顺理成章，她叫“刺头”。）他确信她已经不行了，因为她从不回应他，他也摸不到她的脉搏或心跳。

“哦，她是看起来不太行了。我教你，”住院医生“胖子”说，“对安娜，你需要反着用听诊器。看着。”

> 胖子摘下听诊器，把听筒塞进安娜的耳朵里，然后，就跟用喇叭一样，对着听诊头大喊：“耳蜗请回答，耳蜗请回答，听到了吗，耳蜗请回答……”
>
> 突然间，房间里像炸开了锅。安娜·欧在担架上翻腾，惊声尖叫。

如果你从病人的角度考虑（她可能是一个姐姐或妹妹，也可能是一个母亲），你就会觉得住院医生为了与痴呆的病人沟通而对着听诊器大喊大叫的行为明显是在羞辱人。但是，如果你想一想实习医生因照顾不能说话或没有反应的重度痴呆患者而承受的巨大的挫折和无助感，你就会明白为什么这件事会引起共鸣。胖子为了叫醒安娜·欧就对着听诊器大喊，这个故事
45 很荒谬，但它以 PowerPoint 所不能比拟的生动方式，展现了困境所在。这个讽刺片段让你有机会自嘲一下，因为你也是那个努力想跟严重错乱的病人沟通，感觉自己像个大傻子的笨手笨脚的医生。

读到这里，我发现自己不只同情那个实习医生，也对安娜·欧产生了同情。她给我一种感觉：她与自己分离了，那个曾经的她被老年痴呆赶跑了。此情此景虽然傻得离谱，却带了几分心酸。它以一种悖于常理的方式凸显了安娜和那个备受煎熬的实习医生的人性。这让我想起，自己在精神科急诊室的第一个晚上，我和病人是怎样努力解决——尽管不完美——那些可怕、混乱的情形的。

在艾滋病被发现的早期，这种疾病要比现在神秘、可怕得多，和它相关的笑话和俚语比比皆是。发热的艾滋病患者——在我还是住院医生的时候，似乎每一个病人都在发热——被叫作“颤抖艾滋儿”。而“艾滋病恐怖分子”是指那些继续进行着无保护性行为的艾滋病阳性男同性恋者。还有“文身算法”，即根据病人身上发现的文身数量来计算艾滋病检测结果呈阳性

的概率。以及“艾滋病骰子”，就放在西区 17 号（也就是贝尔维尤的艾滋病病房病区）的医生站。没有人记得是谁发明了这些用手术胶带做成的骰子，但 X 光灯箱旁就放着一对，一个用于诊断，一个则用于预后。

诊断骰子上标着艾滋病患者入院时的常见疾病：PCP、CMV、MAI、KS、NHL、TB（分别为肺孢子菌肺炎、巨细胞病毒、鸟胞内分枝杆菌、卡波氏肉瘤、非霍奇金淋巴瘤和结核病）。预后骰子上则简写着 20 世纪 90 年代艾滋病患者会面临的各种结局：DNR、ICU、ECU、12-E。ECU，即持续监护病房，是死亡的意思；12-E，即东区 12 号溢出病房，用来转移濒死的病人。（12-E 有一些私人病房，这在贝尔维尤很罕见。不用说，12-E 永远处于满员状态。）

一旦你的寻呼机响了，急诊室有新的病人进来，你就立刻
掷出骰子，并记下掷出的是哪个诊断和哪个预后。然后你冲到 46
急诊室收治病人。如果骰子上的诊断或预后与病人的实际情况吻合，那你就是当晚的“赢家”。

现在回想起来，艾滋病骰子就是个粗鲁、轻蔑、羞辱人的玩意。但在当时，我们觉得它们不仅无伤大雅，还恰如其分。艾滋病本来就是生命的一场赌博。为什么不掷掷骰子呢？

20 世纪 90 年代对于医疗培训来说是一个令人极为沮丧的时期。艾滋病以一种现如今我很难向我的学生们描述的方式充斥在人们的生活中。目睹同辈人的逝去，这并不是脆弱的人可承受的。在这个时期，黑色幽默的流行和这种不可阻挡的死亡

浪潮有关，也与我们自己的存在主义恐惧有关。我认为我们没有意识到这种幽默把我们和病人之间的距离拉远了多少，也没有意识到它考验了我们的共情能力。

毫无疑问，有比艾滋病骰子和与时俱进的黑色幽默更精细的方法（一些对病人不那么贬损的方法）来处理我们的感受，但当时的住院医生并没有得到多少情感方面的指导。而且可以肯定的是他们也没有空余的时间接受指导；当一名艾滋病病人出院或死亡时，就会有另外一名病人从急诊室被拉上来，他们躺在轮床上，在走廊里等待病房的床位。疾病和死亡的循环无情地上演着。医生们几乎没有时间呼吸，更不用说去反思或思考了。

在艾滋病流行的早期，人们还不了解它的基本情况，对它的恐惧和不适感尤为强烈。1986 年，我是一名医学院的一年级学生，那时艾滋病病毒还被称为 HTLV-III，第一种艾滋病药物 AZT 还未获得美国食品和药物管理局的批准。有一则笑话在惴惴不安的新生班里流传开来：“告诉你爸妈你得了艾滋，哪一部分最让他们崩溃？”答案：“向他们解释你是海地移民。”在我那个以白人和亚裔学生为主的班上，几乎所有人都觉得这个笑话很好笑，浓缩了我们永远不会承认自己是同性恋或吸毒的事实，也无意识地浓缩了我们对这种令人困惑、可怕的不治
47 之症的恐惧。当然，我们还无意识地坚信着同为白人或亚裔中上阶层的医学生能保护我们。

很快这个笑话本身也成了一个笑话，因为转眼间，海地移

民就不再是高危人群了。在之后的二十年里，艾滋病逐渐演变为一种“普通”慢性病，之前的神秘不复存在，也不像之前那么一击致命了。贝尔维尤的艾滋病医疗服务因为缺少急性患者而关闭。西区 17 号艾滋病病房变成了普通病房。东区 12 号溢出病房改建成了办公室。艾滋病诊疗被转移到了门诊，与糖尿病、高血压和其他普通慢性病一起，出现在了病人病历既往病史那一栏中。由此，有关它的笑话和俚语大都不见了。艾滋病骰子也在医院翻修时失去了踪影。

我们看到有许许多多的因素——隐藏课程、黑色幽默、来自住院医生的各路消息、疲惫，以及这一切的势不可挡的本质——都想要摧毁学生刚进医学院时携有的共情能力。那么，问题来了：这必须是一个既定事实吗？也就是说，医生的培训体系必须要去破坏人的共情能力吗？

研究人员一直在探讨，有没有可能在学生在校期间阻止这种有迹可循的共情力的下降。为此他们提出了各种各样的建议：医学人文、弹性工作制、反思笔记、角色扮演、额外假期、良师指导、营养午餐、同侪支援小组、提前临床接触。其中有许多是难以用常规、严谨的科学方法进行测试的，而这样的方法正是所有医学措施理应采用的。大部分的解决方案都来自观察研究、个人哲学、灵感乍现，或许还有那么一点一厢情愿。

要真正研究共情的下降（也许还有对这种下降的预防），

首先需要能以一种客观的方式来衡量共情。这听上去似乎有悖
48 常理（共情是大多数人一眼就能看出来的），但真正的科学研究只能通过数字而不是感觉来完成。于是，共情数值测量法被发明了出来。

来自费城杰弗逊医学院的一组研究人员发明了杰弗逊共情量表（JSE），[4] 表格看似简单，其实不然。这份表格的每一页都包含了二十项描述，每一项都需要从 1（强烈反对）到 6（强烈同意）进行打分。研究人员对共情的定义明显区别于同情。他们认为，同情是一种情感，确切地说是感受病人的感受。共情则是一种认知，一种思维过程，它让你理解病人的感受，但不一定要感同身受。事实上，保持自我意识是共情的一个关键部分。关于共情的定义可能因此被改写，我们可以在不离开自己立场的前提下为他人考虑。当然，这也需要有共情能力的医生清楚无误地表达这种理解（也就是说，如果病人没有意识到你对他 / 她的感受的理解，那就不是共情）。[5]

JSE 的描述可能相对简单，因为大多数医学生都差不多知道他们“应该”强烈同意或强烈反对什么：

> 当医生理解病人的感受时，病人感觉更好。
>
> 医生在为病人治疗时，应尽量站在病人的角度考虑问题。
>
> 我认为共情是医疗行为中的一个重要治疗因素。

或：

> 我认为在治疗医学疾病方面，情感没有一席之地。
>
> 询问病人的个人生活情况，对了解他们的躯体主诉没有帮助。
>
> 病人的疾病只能通过药物或手术治疗获得痊愈；因 49
> 此，医生与病人之间的情感联系并不具有重大影响。

在学术生涯的这一阶段，医学生们都非常善于说一些他们自认为能取悦前辈的话，他们会在最“正确”的三个描述上选择强烈同意，而在不怎么正确的“错误”描述上选择强烈反对。

令人惊讶的是，至少对我而言，这个量表似乎能区分出不同类型的学生。那些在量表上获得较高分的人会选择以人为本的专业（初级保健、儿科、精神病学），而那些得分较低的则倾向于以程序为导向的专业（外科、放射科、麻醉科）。共情高分可以预测出哪些学生将在临床实习中表现出色，哪些学生将被同期们视为专业楷模，哪些学生会被住院医师项目负责人及病人评为高度共情者。[6]

有了这样一个也许能测量共情的工具，研究人员可以量化共情的衰退，接着可以研发出干预措施来防止这种看来不可避免的削弱。

在新泽西州罗伯特·伍德·约翰逊医学院的一项研究中，学生们进入第三年学习时要参加一个“人文精神与专业素养计划”。[7]这项计划由学生和教师共同完成，并要求：学生在六个必修岗位（外科、内科、儿科、妇产科、精神科以及家庭医学）之间的每次转岗都进行一次一小时会议。在教师的引导下，学生们谈论护理病人的艰辛、面临的困境、感到的职业倦怠、接触到的正负面示范，以及遇到的特别的挑战——在明显想要削弱人文精神和专业素养的环境中，继续坚持这些价值。学生们还将自己的经历发表在博客上，这些文章后来成为引发讨论的重要因素。除此之外，他们还得到了医生和病人提供的可反映医疗经验的阅读材料。

50 连续两个班的医学生在学年初进入这项计划前做了一次JSE测评，然后在学年末又做了一次。研究人员发现这两个班的平均共情分值都没有下降，因此他们得出结论，这样密集的讨论/阅读/觉察或许能够防止医学院第三年共情能力的可怕衰退。

很明显，这项研究的主要限制在于没有直接的对照组。研究人员没有把班级一分为二，没有规定只有其中一半的学生参加计划。他们无法从该计划中获益，因此他们也没有对之前的班级进行相同的测试。但这些即将进入三年级的学生，他们的共情分数与我之前所引用的研究报告中的三年级在读学生的分数是一样的。还有其他研究表明，学生在完成临床轮转后，共情得分会出现下降，但本研究中那些参加“人文精神与专业素养计划”的学生没有下降。

加州大学旧金山分校和哈佛大学的教育工作者则采取了不同的方法。他们没有用人文学科来武装学生，使其免受医学院第三年的摧残，而是决定把原有三年级的课程全部推翻，进行新的尝试。他们注意到，传统的实习（每期四到八周）导致学生在医院、病房、团队和病人之间疲于奔命。当每一刻的安稳都被残酷的规律所颠覆时，还有谁能保持专注，更不用说理智了。在这样一个怪异的医院世界里，一个陷入迷茫的学生怎么可能与病人、同事或导师建立起深厚的关系？而这种“强制性的瞬息万变”不利于学生对病人产生共情，也不利于照护者本身的心理健康，还可能会导致灾难性的诊疗事故。[8]

老师们决定不再采用这种疯狂的轮转，而是创建一个可以将所有医学专业整合在一起的全年课程来取而代之。学生们将拥有一个“家”，在那里他们可以参与到医院的方方面面。这
让他们能够对病人进行长期随访，包括住院的危重病人、出院 51
的门诊病人乃至家庭访视的病人。

学生们有机会跟踪产妇的整个孕期，参与分娩环节，追踪后续对婴儿的儿科问诊。学生们还有机会照看绝症晚期的病人，一路跟随他们从住院到临终安养院，甚至在病人去世后，与家属继续会面。在整个临床实践中，每个学生都会有一名导师，提供安稳的实践之路，但他们仍有可能进入不同的实践环境，与其他不同科室的主治医生展开合作。

虽然这在城市和城郊医疗中是一种新的尝试，但在农村医疗中这是日常。在农村，医生照料的是所有年龄段的患者，并且通常情况下他们会参与到患者从出生到死亡的整个生命历程。在明尼苏达大学医学院，学生可以花上一整年的时间在农

村生活、工作和学习。

毫无疑问，安排这样的一个项目要比传统的轮岗培训复杂得多。它需要更多的后勤协调，然而真正产生经济成本的是它还需要教员的大量参与。（从医疗中心的角度来看，主治医生在教学而非看诊上花费的每一个小时都会减少中心的收入。这是这些项目的计算基础。）

哈佛大学医学院对这种综合性项目做过正式的研究，他们将参与综合实习的学生与其他继续传统轮岗实习的学生进行了比较。[9] 在学术成就和临床技能方面，两组学生并没有什么差异。但在分析学生是如何处理道德困境以及帮助病人及其家属做出复杂决策时，综合实习的学生得分更高；100% 的学生认为自己与病人建立了深度的关系，而在传统模式下只有 55% 的学生这样认为。综合组的学生在处理一些模棱两可的问题时更加自在，更愿意反思自己的优缺点。总体而言，他们对自己
52 的教育经历更满意，觉得自己的医学理想得到了守护。

在我看来，这些研究已不再局限于医学院是应该教授共情，还是只选择具备共情能力的学生这个问题上了。事实是我们应兼顾两者。医学院的传统入学考试（MCAT）正在进行改革，将伦理学、哲学、人文和社会科学部分囊括其中。[10] 虽然这并不能保证学生就此具备共情能力，但它的确拓宽了学生的视野，让他们看到了有机化学以外的领域。项目用人文科学、与病人的长期接触以及一对一的导师指导来培养学生，有助于减少医学院对他们的道德侵蚀和其他毒害。

其实，大多数进入医学院的学生都具有强烈的人文情怀和移情倾向。这么多年来，我与成百上千个医学生共事过，以我目力所及，这样的品质并不少见。医学院所面临的挑战是如何在长期培训中保持和滋养这些品质。

然而，与病理生理学不同的是，这些品质无法在讲堂上或用 PowerPoint 教授。真正重要的是学生在他们的前辈身上看到的行为以及被示范和鼓励的行为。幸运的是，医学院的新方法正专注于此。

我觉得培养共情就像是培养多元文化主义。如今这个话题非常政治正确，医学院和医院都在争先恐后地举办文化敏感研讨会和文化意识日。这些活动通常都极具善意、极度认真，但作用微乎其微。

而对我的临床实践产生影响的是我从一群有点年纪的白人男性医生——我自己的主治医生们——那里学到的功课，每次临床会诊他们都穿着笔挺的衬衣，打着老式的领结（通常是蝴蝶结样式），把白大褂的扣子扣得好好的。在他们念医学院的年代，整个医学院的学生看上去都一个模样，没有多元化的意识，没有平权行动，亦没有文化能力。

但他们是我见过的最有文化意识的一群人之一，尽管他们 53
可能永远学不会使用政治正确式的语言。这些医生代表了一种非常老派的医疗风格。对他们而言，到病人的床边去是一种神圣的行为。每个病人——无论是无家可归的厄瓜多尔酒鬼，还是戴着面纱的穆斯林妇女，抑或来访的瑞士外交官——都会得到细致的问诊，而这种细致本身就是尊重的体现。在他们看来，“病人的故事就是答案”这句话并不是陈词滥调，为了了解更多，他们会向病人发问，并认真地听。

这些老医生表现出来的便是所谓的**临床求知欲**。他们为了揭开病人身上潜在的病症，努力去了解病人的一切。由于他们的学生时代还没有快捷的CT或MRI，所以这种彻底、坚忍和顽强的求知欲已根植于他们的内心深处。即使是在诊断工具触手可及的现在，这些医生仍然奉行他们的行医方式，这种方式可以帮助他们体认到每一个病人的尊严和独特性，以及他们的疾病。

我不知道这些医生中是否有人曾在尼泊尔背包旅行过，或在乌干达为维和部队工作过，或在洪都拉斯开展过人权运动，又或是参加过什么多元文化意识研讨会。但他们尊重每一个病人，全力以赴地去了解每一个病人。

我记得还是学生的我在贝尔维尤和他们一起查房，当时我想的是，这些衣冠楚楚的白人在满是西班牙裔、亚裔和黑人的病房里会是多么格格不入，他们的教育背景与这些贫穷、没受过教育的新移民病人是多么大相径庭。因为两者之间存在着巨大的社会经济和文化鸿沟，我原以为这些医生与病人之间不会产生多少连接。同理，我也以为病人会不自在，会被这些白人男性权威人士吓到。

但事实正好相反。医生真诚地渴望了解病人的生活，当他们以这种老派的尊重方式对待病人时，病人也全心全意地回

应他们。我惊叹于这些上了年纪的男性医生可以对文化和背景 54
提出那么多细致入微、发人深省的问题。他们用这样的方式演示了什么是共情。而共情的基础恰恰就是认真聆听病人和她的故事，发自内心地了解病人：她是谁，她的生活，她的得病原因，以及她应对疾病的方式。

教授医学生和实习医生共情，这一责任不该由设计课程和确立核心素质的课程主管承担，而应交给在病房里指导这些培训生的主管医生。相比课堂上听到的东西，学生们对自己亲身经历的要记得清楚得多，就像多年前我在急诊室目睹助理护士是如何帮助流浪妇女时所学到的那样。

敏锐的临床老师还会明确向学生指出和病人相处时有助于传达共情的话语和行为。即使是很小的提示也很有帮助，例如提醒学生把病人说过的话做一份总结，再交给病人更正。当一名医生说“让我看看我写的对不对……”，这表明，他不仅在认真倾听，而且在努力理解病人的观点。[11]

在进入医学院一个月后，我和其他几个紧张兮兮的一年级学生被领进弗兰克·斯宾塞医生的办公室，学习如何面诊病人。斯宾塞医生是一位心胸外科医生，他开创了心脏搭桥手术和动脉出血修复的先河，在医院享有令人生畏的声誉。当他盘问住院医生和学生有关病人治疗的问题时，每个人都胆战心惊。我曾有一次（几年后）目睹他在 M&M 会议（可怕的并发症与死亡病例讨论会，旨在讨论错误和不良预后）上，当着整个科室的面训斥一名住院医生。在谈到他认为治疗不合格的地方时，他用他那慵懒的、含糊不清的得州口音（嘴里像塞了弹珠）讥讽道：“如果你要这么给病人治病，为什么还要动手术呢？只要把他带到外面用步枪毙了就好。”

但病人们很是崇拜他。我马上便得知了原因。首先，他的咄咄逼人并不是为了诋毁或羞辱住院医生（尽管有些人肯定这样认为），而是要求他为每一个病人提供一流的服务，不能有
55 一丝一毫的懈怠。病人们很快就了解了这一点，明白斯宾塞医生会为他们全力以赴。不过，我和斯宾塞医生在其教室的第一次见面，却教给了我另外一个思考的角度。

他一言不发，把一张低矮的金属凳从教室的一侧拖到检查台边上，我们这些学生则像待宰的羔羊一样，靠着墙边眼巴巴地看。凳子被旋转到最低高度。他坐上去时，头的高度和检查台的差不多。“每次你和病人说话，”他说，“你的座位高度要和他们的一样或者更低。永远不要居高临下地摆出一副傲慢的样子。是他们生病了，是他们来主导这次面诊，不是你。”

虽然这只是一个简单的姿势，但充分说明他是如何对待病人的。但对于我，一个正在纠结要成为什么样的医生的学生，这是具有冲击力的一刻。如果那样一位高高在上的医生都可以如此谦逊地对待病人，那么我也能做到。在踽踽行于实习之路的过程中，我把我的上级医生对病人说了什么、做了什么都看在了眼里。我还观察了病人的反应，以此可知哪些语言和举动是有效的（而哪些是无效的）。不是所有的老师都像斯宾塞医生那样直截了当，但他们每时每刻都在指导着我们，

即使是无意识中。

二十五年后的今天，当我采访斯宾塞医生时，他几乎没有任何变化。还是那样衣冠楚楚，风度翩翩，眼神犀利，岁月没有在他脸上留下什么痕迹。他在自己的办公室里主持会议，那里布置得一丝不苟，摆满了他服役期间的照片和纪念品。其中有一张黑白照片，是一棵孤独的牧豆树，映衬着一片广寂的大地。他告诉我，他就出生在离这棵树五十英尺的地方，一个经营牧场的农民家庭。

服役期间他印象最深的事是他看到一个股动脉出血的士兵在动脉结扎术后截肢，而他知道，这样的动脉创伤是可以通过手术修复的，士兵本可以保住腿。外科军医打开了战地手册，向他展示动脉出血结扎治疗的那一页。

弗兰克把医疗队的伙伴们召集到一起，告诉大家自己计划 56
修复这些动脉，而不是结扎，即便这与军队的规定相悖。他说服大家一起干。“我们要么获得英勇勋章，”他说，“要么被送上军事法庭。”最终他们选择违抗军规，结果是，数百名士兵双腿健全地归来。英勇勋章就挂在他办公室的墙上，旁边则是那棵牧豆树的照片。

如果说弗兰克·斯宾塞有什么变化的话，那可能是他如今在与病人的沟通上投入得更多了，并且他认为，大多数患者对医生的愤怒以及由此引发的诉讼，都源于医生缺乏共情和真诚的沟通。

当我提到奥斯勒的《宁静》（让医生与病人保持情感距

离），他嗤之以鼻。“裹着金箔的垃圾还是垃圾，”斯宾塞医生长叹道，他那慢吞吞的南方口音因为明显的不屑而变得更加严重了，“而且奥斯勒会知道什么？他是一个来自加拿大大草原的年轻病理学家。他对待病人的方式是从尸体上学来的。”

从如弗兰克·斯宾塞这样的老师那里，学生学到的——或者没有学到的——最终都将投射到病人身上，后者的利害最受牵连。调查发现病人对那些具有共情能力的医生更为满意，这不足为奇，但共情会否影响病人的实际身体健康则是一个更为模糊的病因学问题。

虽然医生的共情对病人健康的影响还是一个全新的研究领域，但初步结论已颇具价值。研究表明，共情得分越高的医生，他们的病人在胆固醇和血糖控制方面就做得越好。[12] 共情能力越强，病人的服药依从性就越高。[13] 肿瘤病人在有共情力的医生的照护下，可以获得更好的生活质量，减少抑郁情绪。[14] 即便是最普通的感冒也是如此。医生的共情力越强，所治疗的感冒患者的症状就越轻，恢复得也越快。[15]

57 这类研究中，最大规模的一次是面向 242 个医生的 20 000 多名糖尿病患者所展开的，他们都患有重度的血糖波动——此类型的低血糖或高血糖会引发昏迷，需住院治疗。医生们都参加了 JSE 共情测试，并被划为高分、中分、低分三组。获得共情高分的医生，其病人罹患严重糖尿病并发症的概率比共情低分的医生低 40%。[16] 这几乎可以媲美最高强度的糖尿病药物治疗所达到的效果，且没有药物治疗会产生的明显的副作用。（到目前为止，在高共情医生治疗的病人中还没有出现任何“不良预后”的记录。）

现在尚不清楚预后的改变是因为医生更善于倾听，更善于捕捉其他医生遗漏的关键的疾病信息，还是因为病人更有安全感了，更懂得去做一些力所能及的事情来疗愈自己。具体的原因很难分析出个所以然，但也不必就此简化它们。

威廉·奥斯勒爵士除了是一名病理学家，还是一名内科医生，因此他有许多活人病人和许多尸体病人。据说他曾说（可能是重述了希波克拉底的话）：“了解得病的是什么样的病人比了解病人得了什么样的病要重要得多。”于我而言，这便是对共情的一个极佳的明确定义。

詹姆斯·伊斯顿——老年患者，得了严重的皮肤溃烂，需要双腿截肢——属于最难照顾的一类病人。治疗本身其实很简单——抗生素和换药。但只是站在病房里，注视他的身体，就已经让在场的每个人，尤其是我们团队的住院医生感到紧张。我看到她摇了摇头，喃喃自语：“得了这种溃烂必死无疑，我不懂他怎么还活着。”考虑到老人家虚弱的身体状况，对于是否要做截肢这项凶险的手术，我们陷入了伦理上的困境。因为 58
肉体已千疮百孔、所剩无几，他的生活质量近乎为零，可能比昏迷病人的还要差。

直到有一天，就在伊斯顿先生入院后不久，医生站里的住院医生向我飞奔过来，上气不接下气。“伊斯顿先生的家属来了。”她大喊。家属？伊斯顿先生有家属？

不知怎的，我们以为像他这样的人是不会有家属的。他的身心看起来都那么不稳定，以至于我们觉得他在人际交往上也是如此。仿佛他急剧衰败的外表让他在方方面面都不再有个人样了。

当然，所发生的这一切并不是我们有意为之，我们也没有围着伊斯顿先生对他的不成人形议论纷纷。但现在回想起来，我明白这就是我们当时的感受。伊斯顿先生的身体让我们极度不安，让我们看到一个人竟会这样了无生机，我们只好将他排除在道德视野之外来做安排。

但这样的情况在他妻子到来后瞬间发生了改变。她是个身材魁梧、不苟言笑的女士，穿着一套绿色的西装礼服，搭配一双绿色高跟鞋和一顶花帽，她的丈夫有多么黯淡无光，她就有多么生动活泼。她抱着满怀的雏菊，匆匆走进病房，把椅子和床头柜摆放整齐，并在他病床旁的墙上钉了一整套的祈祷卡片。

伊斯顿夫人的到来尤其让那个住院医生如释重负。显然，她一直在为如何面对这个病人而苦恼。但现在有救了。那句必死无疑的话再也不必说了。

伊斯顿夫人告诉我们，她的丈夫是如何在遭受一连串中风后变得羸弱无力、卧床不起的，严重的糖尿病和曾经吸食海洛因的习惯使他的愈合能力脆弱不堪，感染和溃烂的速度总抢先于医生几步。她把伊斯顿先生从一家养老院送到另一家养老院，可溃烂还是把他的四肢剜出了洞。“他以前是位牧师，”她对我们说，“但现在他只能在脑子里布道。他在布道时，你能看出来，因为他的眼睛会发出一种特别的光芒。”

这就像我们一直透过一台失焦的显微镜看，能看到的只是
一些模糊的暗淡色块，而伊斯顿夫人却把我们笨拙的手指从表
盘上一把拽下，对焦了图像。随着妻子的到来，伊斯顿先生突 59
然有了人的模样——有自己的人生故事，有错综的人脉关系，
有那些超越他目前的衰弱身体的不同面向。我们惊愕地看到了
是什么样的人得了这个病，而不是这个人得了什么样的病。

你可能会说，即便没有他的妻子，我们也应该看到他作为人的一面，你是对的，我们应该看到。但我们没有。我们的恐惧、焦虑、偏见和短视打败了我们。而伊斯顿夫人的闪亮登场值得我们，以及我们未来的病人，庆幸万分。

茱莉亚（二）

60 从我们宣判茱莉亚死刑的那天到她从斯塔林曲线跌落的那个异常美丽的秋日，已经过去了八年。在那段地狱般的日子里，她的身体状况出奇地好。虽然她的心脏在悄悄恶化，但她身体里的其他器官、肌肉和筋骨都还年轻、强壮。她的专家团队利用这一点，积极展开治疗，滴定大量药物，用来控制她的 CHF 症状。茱莉亚对自己的各种药物一丝不苟，她会记录剂量的变化、添加的药物、停用的药物、频繁的就诊，以及对不稳定的药物平衡做微调所需的无休无止的血液检查——而她连一句英语都不会说。这并非易事，但茱莉亚有着不动声色的韧劲，这多半是由于她的两个孩子，为了他们，她拼命地想活下去。

在这八年里，我们经常一起去看医生，以便及时了解她不断变化的心脏治疗方案。茱莉亚看起来非常健康。她自己也这么认为。她可以爬三层楼回公寓，可以照顾她的孩子，可以和生活讨价还价。如果她已经 65 岁，患有高血压、糖尿病、肥胖症，还发作了几次心脏病，那她可能早就死了。但茱莉亚年轻、健康，加上有好的治疗、好的运气，使她成为教科书的例外。

看着她，你不会知道她病得有多重。

但我知道。她也知道。因此，看病时我们会觉得很不真 61
实。在我眼前的是一个健康的年轻母亲，而我心里知道她的脆弱。每次听到她微弱的心跳声，我的心也跟着紧缩起来。每次我们说再见的时候，我都担心这是我们的最后一面。

我知道，当那一刻来临时，她的心脏功能便会毫不留情地急转而下，将她体内还健康的部分杀得片甲不留，让每一个意志坚定的心脏病医生挫败不已，让在教堂里的家人和朋友为她用心做的每一次祷告付诸东流。当我们看到她匍匐在残暴的死神脚下，心脏移植的画面像一个冷酷的幽灵闪现眼前，嘲弄着我们。这一切都是因为她的移民身份。

不过，这八年里，我们两人的生活也发生了许多变化。她在美国出生的女儿露西塔上了幼儿园。而我在哥斯达黎加休假时生下了我的小女儿阿里尔。我们一起分享关于女儿们复杂公民身份的故事，一起分享各自在学习西班牙语、英语时遭遇的挑战。

茱莉亚的大儿子瓦斯科之前一直被留在危地马拉，和他的奶奶一起生活。茱莉亚和丈夫省吃俭用，终于在瓦斯科八岁时攒下了四千五百美元，可以把他带过边境。但事情的进展并不顺利。瓦斯科在崎岖的沙漠中飞奔时被绊了一下，丢了鞋子。人贩子抛弃了他，为了自己的安全匆匆离去。瓦斯科在婴儿时得过严重的脑膜炎，因而有学习障碍，他想不起来该用的假名。最终他被关在得克萨斯州好几个月，直到移民文书完成，茱莉亚的哥哥才得以去那里把他领回来。现在瓦斯科和他的父母团聚了，但因为自身残疾导致的行为问题，他在学校遇到了些麻烦。

这些年来，每每与茱莉亚见面，我都要与自己的情绪做斗争。她不喜欢谈论什么大的愿景，所以我随顺她，在我们的谈话中避免涉及相关的话题。坦白说，这让我轻松很多。我可以沉浸在自己的掩耳盗铃里，只关注当天的一些小问题。但对此我心生
62 愧疚。我觉得自己和茱莉亚像是在密谋一个大计划，假装最终审判的那一天永远不会到来。我知道这种伪健康是海市蜃楼，但我太希望它是真的了，以至于让自己深陷其中无法自拔。

那个秋天的早晨让我不得不接受现实。当我走进医院时，尚陶醉在秋日的芬芳中，一眼就从茱莉亚苍白憔悴的脸上看出她的不对劲。她告诉我，自己的身体稍微一动就像“在泥里游泳”，我便知道我们有麻烦了。我呼叫了她的心脏病医生，直接把她送进重症监护室。有可能只是些可治疗的问题，比如感染、药物问题，或平衡上出现了点小差错——我一直抱着这样的希望。

很不幸，这些都不是。就是她的病情恶化了。在她接受侵入性药物治疗以减轻心脏压力的同时，她的心脏病医生被我步步紧逼。我求他：“有没有什么办法，可以让她进入移植名单？”

我亲自给器官捐赠机构打过电话，得知只有 1% 的器官会

捐给外籍人士，可是没有人能告诉我非法移民、外国皇室或游客是否属于范畴之列。但至少有这样一个机会，不管它有多么渺茫。

茱莉亚的心脏病医生曾向我解释，获得实际的移植仅是一个方面的问题，还有持续、复杂的免疫抑制药物带来的挑战。在没有保险的情况下，这些药物每年要花费一万美元。移植候选人需要保险或者钱，还得要一个稳定的社会网络来支持她走完这趟充满荆棘的旅程。

当时我正在写我的《翻译医学》，里面记录了我们在诊断茱莉亚时遇到的困难。现在，带着一颗沉重的心，我把茱莉亚最近的遭遇以及我与她的医生的对话补充进来。心脏病医生似乎不抱什么希望，但仍表示愿意尝试。

> “我在哥伦比亚大学附属医院做过住院医生，”他说，“我认识那里做移植手术的人，我把她的情况介绍过去。让我们看看他们能否接收她。”
>
> “如果他们不接收呢？”我问。 63
>
> “我们会和西奈山医院的人谈谈。虽然他们的项目规模比较小，但值得一试。”
>
> “如果他们不接收她呢？”
>
> “那，我们再去试试蒙特菲奥医疗中心。”
>
> “如果他们也不呢？”
>
> 他沉默了。[1]

第三章 胆战心惊

64 就在全院广播“代码 411，心搏骤停，MICU”的同时，我的寻呼机上也收到了心搏骤停的消息。接线员像是生怕我听不到一样，一遍遍地认真播报着。她重复单调的声音回荡在 23 楼，而我腰上的传呼机也在嗡嗡地响个不停，恐惧犹如潮水一般从两边向我袭来。

它来了——我负责的第一个代码。

在担当住院医生的头两年里，我与代码赛跑，为激动人心的大事件而兴奋，为成为团队中的一员而激动，为被分到一丁点可以拯救生命的小任务而心存感激，为医疗顾问会在一旁下达命令而感到安心——现在，突然之间，代码是我的事了。我就是那个医疗顾问。我就是那个发号施令、指导护理工作、分配任务、做出决定的人。

我做医疗顾问还不到一周。在此期间，我一直暗暗祈祷，三十天里所有住院病人的每一条冠状动脉都能大大地张开，每一朵肺泡都有充足的氧气，每一粒血块都能乖乖地自我溶解，但显然这个希望最后还是落空了。我的第一个代码就这么来了。

可恶！

我一边用手拍打白大褂的口袋，以免里面装得满满的工 65
具、卡片和参考手册飞出来，一边向重症监护室狂奔。当我冲进 MICU 的时候，上气不接下气，喉咙干涸如撒哈拉的沙漠，脉搏狂跳像是要把衣领撑爆，我疯狂扫视病房。

一大群人围在 5 号床边。我快步走过去，从他们中间挤向床头。“我是医疗顾问。”我大声说，用十足的气势消除声音中的紧张。

接着，我的大脑便堕入一片黑暗中。

一个住院医生开始向我汇报情况——病人七十二岁，患有糖尿病、冠心病，去年曾中风，因肺炎收治入院，抗生素过敏，伴随肾功能不全，三天前因充血性心力衰竭转入 MICU，昨晚高烧，轻微神志不清但能说话，目前人没有反应，触诊血压 70，丝状脉。

大概就是这些。但事实上，在他和我说完这些细节的二十秒后，我已经不记得他说了什么。他的每一句话都倒入了我的神经元的混沌中，那就是我脑灰质此刻的状态。

快说点什么，我求自己。**说什么都行**。“胸外按压，”我勉强吐出一句，“继续挂氧气。接一条线来。心电图。”

任何白痴都知道这些维持生命的基本条件！但接下来呢？我的大脑因为恐慌成了一团糨糊。我像是把 ACLS 的训练课程全忘光了一样。当时，在那些永远宽容的人体模型上，任何医疗方案看起来都是那么合乎逻辑，那么简单，简单到不可思议。

但现在躺在这里的是一个真实的、活生生的人——尽管这个状态在我手里可能维持不了多久——我给不出一个治疗方案。

是先电击还是先注射肾上腺素？还是说肾上腺素只适用于心搏停止算法？是应该遵循无脉性电活动算法，还是无脉性心室颤脉算法？

66 有人把心电图拍在我手上。这份实实在在的存在给我带来了短暂的情绪缓和。心电图就是我从圣山上取来的石板，上面的神秘符号让我可以未卜先知，让我可以重启自己那被吓坏的大脑。

我盯着心电图，一直看，一直看。虽然我眯起眼看着那些上上下下的曲线，但它们似乎都变成了梵文，堆在一起。**快想**，我命令自己。**快想**！所有从老师那里学到的知识——如何系统地分析心电图，如何检测心律、心率、心轴、P 波、ORS 综合波、T 波——都消失在冰冷的现实中。

快想，我的内心在尖叫。

好的，是 T 波。它们看起来似乎有点高。T 波峰值意味着钾升高了，不然不会这样。或者它们看起来高，实际并不高。

我心想，它们看起来确实有点高，但也许只是超急性 T 波，也许是早期复极导致的上升。也许它们本来就很高。我太害怕了，一点儿都不相信自己的判断。如果 T 波峰值是真的，我可以针对高钾血症开展治疗——但我太害怕自己会出错。如果我给没有高钾血症的患者注射静脉钙，那就真的把事情搞砸了吧？

“到底谁负责这里？”一个新的声音插进来。我的身体绷得不能更紧了。一名心脏病研究员气势汹汹地挤进来，显然他发现了这里的混乱。我抬起头，含糊地表示自己正在处理这个急诊病例。

那一瞬，空气中弥漫着尴尬，因为我和这个家伙，我们两个立刻认出了对方——米切尔是我的医学院同学。我们一起度过了在学校的头两年，甚至和同一群朋友出去旅游过。但后来我因为读博多花了几年时间，他在我之前完成了实习培训，现在他是一名高级心脏病研究员，而我还是一名三年级住院医生。

很明显，如果不是在医学院就认识我，他肯定会因为我没有积极治疗而斥责我。但他把话憋了回去，走到我边上，俯身 67
看了看心电图。“T 波升高，高钾血症，”他清楚地说道，不带嘲讽，用充满人性的做法给我留了几丝尊严，“我们补点钙，一安培的重碳酸盐、D50 和胰岛素。”

病人最后没事了，至少是熬过了危险期，这就是我们所说的 MICU 的成功。待病人稳定后，我悄悄溜了出去，恨不能消失在去开会、查房、急诊室路上的白大褂的海洋中。我非常生自己的气，因为恐惧，我被吓得几乎没办法做紧急处理。我接受的所有训练出问题了吗？我参加的所有急诊也是吗？我从课堂和书本上学到的全部知识呢？

但让我对自己最生气的是，我竟然判断对了。**就是**高血钾症。T 波千真万确地达到了峰值。我原本可以当场说出来，做一个合格的、负责任的住院医生，因为这才是急诊医生应该有的样子。但我没有办法摆脱那种揪心的恐惧——我害怕眼前的形势，害怕判断错误，害怕害死病人，害怕自己看起来像个白痴。

杏仁核是人类处理恐惧情绪的中心。[1] 我记得自己第一次看到真正的杏仁核是在神经解剖课上，我用一把改装过的菜刀切开了一个大脑。**就是它**？我很诧异。一个藏在颞叶下的五分钱大小的斑点，就是我恐惧的所在？这太让人难以接受了，它甚至都不是杏仁的形状，不符合它的拉丁语名字所蕴含的意义。

杏仁核是边缘系统的领头羊，而边缘系统是我们大脑的情感器官。它将海马体、丘脑、杏仁核、大脑皮质以及一些古老的区域连接起来，一一标定我们的本性——我们的恐惧、魅力、记忆，还有我们对食物、性、愤怒的基本需求。如果精神
68 分析也有一个神经解剖学基底，那肯定是边缘系统。如果它还需要一个绝对的中心，尤其是涉及恐惧的时候，杏仁核便是那个焦点。

我看过一个罕见病病例，患者大脑两侧的杏仁核受损。虽然有其他正常的情绪输出，但她无法感受恐惧。研究人员想方

设法让她害怕——放活蛇、放蜘蛛、放恐怖电影。[2]他们甚至还带她去鬼屋参观。患者仍丝毫不为所动。这并不是因为她有钢铁般的意志，而是她根本体验不到恐惧。

作为一名医学生以及一名实习医生，我多么想成为她。我迫切需要一面情绪盾牌，来抵挡这如影随形、让我崩溃的恐惧。如果能控制住自己的杏仁核和边缘系统，那么于我而言，做医生便是易如反掌的事了。

恐惧是医疗活动中最原始的情感。每个医生都能说出她或他被吓坏的时刻，大多数医生都可以列出一连串恐惧经历，多到你不想再听。即便从医几十年，对犯错和伤害病人的恐惧也永远不会消失。这一点在新生和实习医生身上表现得尤为明显，虽然这只是医生职业生涯链条中的第一环。恐惧有时会升华，有时会减弱，然而误诊病人的恐惧会永远在那里，不会离开，它与医疗实践密切相连。

我有时会和商业界的朋友聊各自的职场心得，问他们最害怕什么。答案通常是一些财务上的失误，大项目搞砸了，投资失败了，工作没有了，让老板或家人失望了，赔钱了。我必须努力克制，才避免自己说出：**就这样？你们就害怕这些？**

在医疗界，我们最害怕的莫过于害死病人或给他们造成不可挽回的身体伤害。我清楚地记得自己第一次打开欧内斯特·贝克尔的《拒斥死亡》这部存在主义经典著作时读到的内容。[3]贝克尔认为人类害怕死亡，我们采取的每一个行为，无论是个体还是社会层面，都旨在（通常是无意识中）规避即将到来的死亡。

69 这恰恰就是我作为一名实习医生的恐惧，只不过我的恐惧是完全有意识的。我害怕造成患者的死亡，每一个举动都是对这种恐惧的臣服。尽管医学生的个人能力和竞争力都很强，但他们是一群提心吊胆的人，有着比普通人多得多的恐惧，甚至和其他行业的同龄人相比也是如此。[4]有些恐惧是情理之中。当你把一个尖锐的器具戳进别人的身体，当你开出可致命的药物，当你采取具有生命风险的治疗时，确实**应该**有点畏惧之心。

但这种恐惧很容易失控，让医学生和实习医生都不堪重负。如果它发生的频率很低，发生的对象也仅限于那些在进入医疗领域之前就已经存在精神健康问题的人，那就是另一码事。然而，实际上，即便是心理最健全、适应能力最强的实习医生，也会被恐惧压垮。可以说每一个参加过医疗培训的人都有过被吓蒙的经历。如果你不信，可以问任何一个你认识的医生，就知道了。

柯蒂斯·克莱默去过很多地方，但内心深处，他是个念旧的人。他在俄勒冈州乡村医院当医生，这是他出生的地方。自19世纪初以来，他的家族就一直生活在这个州。他的祖母有十个兄弟姐妹，在这个庞大家族的后代中，除柯蒂斯外，只有一个表亲上过大学。柯蒂斯是家族中的第一个医生。

医学院的生活带给他很大的冲击。柯蒂斯毕业于一所小型学院，那里鼓励学生在课堂上提问，对古古怪怪的幽默容忍度很高，这让他无法融入那些从大学里出来的保守学生。没有人听得懂他的笑话。每次他在课堂上举手，都要被人翻着白眼嘲笑，甚至在学校的年度颁奖典礼上，他还被授予本年度最可笑提问奖。他浓密的伐木工般的胡子也没有帮上他的忙。

但到了第二年，情况有所改善。夏天的时候，他在一个夏 70
令营教体操（他在大学时期一直是体操运动员），那里清新的空气让他精神一振。当他再次走进教室时，整个人焕然一新，大胡子也剃得干干净净，以至于很多同学都认不出他是谁。慢慢地，他开始去认识大家，发现他们并没有那么可怕。他的同学也有相同的感受。“你知道吗？我之前觉得你很奇怪，”一名同学用年轻学生那种别扭的恭维方式说，“但其实你很普通。”

实习期一到，柯蒂斯就大放异彩。他喜欢临床医学的明确性。在课堂上，他必须记住大量的疾病，因为它们每一个都同等重要。但在病房里，病人的病症将这个范围缩小了，增加了部分疾病发生的可能，而且往往就是具体的一种病，你可以放心、专注地对其展开治疗。但是，日复一日的工作让柯蒂斯筋疲力尽，充足的睡眠似乎永远遥不可及。没完没了的传呼和应接不暇的工作让他觉得自己就像一块电池，一直在消耗，却一直得不到充电。

1 月的一个早晨，和往常的所有早晨一样，又是一轮三十六小时值班的开始——他手上有十个病人，外加四个新入院的在等他。黑暗的冬日里，柯蒂斯已经不记得自己最后一次见到真正的阳光是什么时候了。在他还没有打出早上的第一个哈欠之前，就在那一刻，他的一个胃溃疡病人开始大出血。他放下所有的东西，一路狂奔，脑海里盘旋着接下来要做的事——检查生命体征，开通两条大口径静脉导管，多多输液，统计红细胞比容，呼叫血库准备两个单位的血备用，检查直肠是否有便血，安排鼻胃管洗胃，如果病人快不行了，还要呼叫消化科。

在他稳定消化道出血点的同时，病房的另一端，他的另一个病人心脏里的一个血凝块毫无征兆地滑了出来。很快，病人左侧的身体就无法动弹了。柯蒂斯立马掉转枪头，飞奔过去抢
71 救，他的大脑快速翻到急性中风这一页——检查生命体征，快速查验神经系统，统计颅脑 CT，呼叫神经科。不出意料，四个新入院的病人仍在急诊室等待。此外，他还有每天的晨报、查房、午间会议等一系列工作要做。这一天真的与其他任何一天没有什么不同。

夜晚渐渐来临。他收到的呼叫却有增无减，护士们为各种大大小小的紧急情况找他。到了傍晚时分，呼叫的内容变成了他的同事们在交班前忘记的一些事——续药、补液、填写各种表格和单子。那天晚上 10 点 30 分，柯蒂斯记得自己因为大家没有把任务表上的事情做完发了火。

他坐在位于 4C 病房的办公桌前，更新病历上的治疗进度，这时他的寻呼机响个不停。他机械地接通了电话，一边做着记录，一边听着电话那头护士要他开一份泰诺。对一名实习医生而言，这简直比按电灯开关还不需要思考，差不多就是一个下意识的动作。

然而那一刻柯蒂斯突然不知道自己应该说些什么。泰诺要吃多少剂量，多久吃一次，他全不记得了。“在内心某个地方，”他回忆道，“我觉得自己正站在悬崖边仰面朝天往下坠。我在自由落体，能感到风从身边吹过。当我越跌越深时，我看到悬崖的边缘变得越来越小，我掉进了一个模糊不清的深坑里。不知道哪里才是底部。”

电话里，他结结巴巴地说不出话来。困惑的护士为了提醒他，告诉他 650 毫克口服药、每隔四小时、长期备用医嘱等细节，他便含含糊糊地说好，泪水却蓄满了眼眶。挂了电话后，他就只是坐在那里，愣住了，然后啜泣起来。

“我不知道发生了什么，”他回忆道，“我只知道，自己没法做任何判断了。”寻呼机再度响起，这次是要他开一种简单的安眠药，这种药在过去一个月里他开过几十次。但那会儿柯蒂斯怎么也想不起来关于它的任何信息。他勉勉强强回复了几句后，拿起电话打给了他的住院医生迈克。

“你需要什么？”迈克轻快地问。一名优秀的住院医生总能找到机会帮他的实习医生减轻一点负担。

“我不确定，迈克，”柯蒂斯犹豫道，“我有点不对劲。” 72

“你怎么了？”迈克问，他的语调显示出他意识到了问题的严重性。

“我……我不知道。”柯蒂斯答，接着又哭了起来。

“待着不要动，”迈克说，“我马上过来。不要动。”

柯蒂斯缩着肩膀，坐在医生站里，一边哭，一边等待，一边祈祷他的寻呼机不要响。很快，迈克便赶到了4C，他似乎并没有被哭泣的实习生吓到。看起来他好像已经知道发生了什么。

“把你的单子给我，”他平静地对柯蒂斯说，“我来处理这些。你到休息室去，尽量多睡会儿。”柯蒂斯摇摇晃晃地站起来。他的身体可能还在工作，但内在的一切都停摆了。

“明天早上，”迈克命令道，“除非有十万火急的工作或会议，什么事都不要做。不管怎样，你得在中午前离开医院。我会把剩下的事做掉。”

柯蒂斯拖着脚走进休息室，对于住院医生的关心，这是他勉强可以做出的回应。休息室里的床铺又皱又旧，床单估计从上个实习生那会儿就没有换过，但他都无所谓。他沉沉地睡去。当他醒来时，觉得自己仍然站在悬崖上，只不过这次他站在离悬崖四英尺远的地方。安全距离四英尺，但他离深坑也只有四英尺。他很容易再次摔下去。

他小心翼翼地处理早上的工作，不确定周围的人有没有察觉出他内在的怪异。但就在他查房结束后，团队里的另一名实习医生凯瑟琳靠过来问他：“柯蒂斯，你没事吧？”

柯蒂斯向她解释了泰诺、悬崖以及那黑色的无底深渊。她认真听完后，轻轻地说：“你第一次这样，对吗？”

他转过头盯着她，惊讶得说不出话来。

“对我们大多数人来说，”她继续道，“这种情况已经发生好多次了。有些人在实习的第一个月就开始这样了。”

柯蒂斯惊呆了。这样一次就够他受了，无法想象还要一而 73
再，再而三地经历。在迈克的帮助下，中午前他就成功逃离了医院。一到家，他先洗了个热水澡，然后把自己放倒在床上，一动不动地睡了十七个小时。第二天醒来时，他发现自己距离悬崖有二十英尺远。他感觉好多了，状态也更接近正常。他大概率不会从有二十英尺远的地方掉下去，但现在他知道他有可能会掉下去，而且这一认识虽然令人不安，却是他不得不学习的一课。

柯蒂斯经历的是一次急性应激反应，这个心理学专用术语包含了一连串的反应。这些反应的一个共通处在于对惊人或创伤性事件的强烈反应。交感神经系统进入超速运转状态，激素和神经元发射的潮水可以改变人的状态，有时会产生深刻的影响。伤势严重的病人可能因为极度的震惊，感觉不到任何疼痛。

面对同一种压力，不同的人会有不同的反应——有时甚至截然相反。有的人在目睹一个人昏倒时会产生巨大的恐慌和焦虑，全身僵硬，手足无措。而有的人在这种压力下反而能集中注意力，提高警觉，迅速投入心肺复苏的急救工作中。

柯蒂斯所经历的是一种被称为解离的反应。他感到自己完全抽离在外，远离身边的一切事物，对现实世界的起伏有一种超现实感。

听说，很多医生和护士都会向别人倾诉他们所谓的“危

机”，那些在医院里不堪重负、无法正常工作的时刻。但关于这方面的研究很少。已发表的研究表明，对医疗工作者而言，
74 急性压力会影响那些需要分散性注意力的工作（即需要整合不同来源的信息）的表现。[5] 相反，对于需要选择性注意力的工作（例如静脉注射），适度施压则可能会带来改善。

但在重压下，需要关注不同事物的复杂工作就会出现明显的问题。多线程工作、身兼数职是医院里的家常便饭——治疗一个同时患有胃痛和皮疹却三天没用药的病人；在记录病人体检细节的同时，接到焦虑的家属或愤怒的保险公司的电话；在处理危险低钠症状的同时，记得根据病人整体的体液状况采取不同的治疗方法，还要记得检查低钠是否只是由高血糖引起的假象。

正如柯蒂斯的实习同事说的那样，他的急性应激反应并不稀奇。对他而言，这是他对自己处境的一种综合反应。毫不夸张地说，开泰诺只是将他推向边缘的导火索。他的反应——以及需要帮助的信号——清晰而响亮，幸运的是，柯蒂斯有一个立刻注意到他不对劲的住院医生。而很多时候，这些信号常常会被忽略。

一些医学院和住院医生培训项目注意到，恐惧、压力和崩溃，这些感觉在实习医生中普遍存在，为此，开始采取措施。这一步至关重要，因为有心理学研究表明，恐惧的人对未来的看法更为悲观，可能会高估坏事发生的风险。[6] 结果是，他们在行动的选择上更倾向于规避风险。

当我站在我的第一个急诊病人面前时，我“选择”了一种风险可能最小的行动——什么都不做——即便后来证明我的诊断（血钾升高）是正确的。在那个当下，什么都不做看起来最安全，但事实并非如此。如果心脏科的医生没有及时赶到，我的病人就会因高钾性心搏骤停而很快死去。

究竟发生了什么？为什么过度焦虑会如此严重地影响我们的判断？大量的情绪分散了我们的注意力，导致我们误读重要
的线索，因此杏仁核和边缘系统在这里非常重要。[7] 在焦虑中， 75
往往会出现过度强调次要问题、忽视重要问题的情况。我记得那些刺耳的声音——人的喊叫声、机器的哔哔声、设备的运行声——以及它们是如何攻占我的思维，使我无法集中精力完成手上的关键任务。

一些住院医生培训项目会提供压力管理工作坊、互助小组和正念冥想。[8] 其他减压方案还包括识别和帮助表现出“危险”行为的学员，增加“跨学科团队合作”，重新调整值班时间表，以及咀嚼口香糖[9]（是的，口香糖似乎具有减压作用，至少对本科生来说是这样）。但最终，大多数住院医生都太忙了，他们没法把这些事情融入自己的日程，无论这样做多么有益。[10] 又或许是对医生们而言，一边看诊一边嚼口香糖实在太难了。

在希腊，一名外科住院医生用了两个月的时间向医院的一半住院医生传授了简单的减压技巧，比如肌肉放松和深度呼吸。这些外科医生与其他没有接受过训练的同事相比，压力水平明显降低，判断能力随之提高。[11]

尽管这些措施都在设法减轻压力（全世界都认为压力是医疗培训唯一的糟糕之处），但没有一个真正关注恐惧，确切地说是恐慌，这一笼罩我们职业生涯各个阶段的东西。许多人认为，医生永远不该丢掉对伤害他人的恐惧，这是一种攸关生死的、有益的恐惧，在一个关乎人类存亡的领域中，恐惧或说恐慌让我们保有理应具备的敬畏和谦卑。但对医疗工作者而言，当我们自己或我们的同事被这种恐惧击垮时，我们需要保持警惕；这同样关乎我们的病人的生死。

经过多年的练习，随着自己越来越有信心，我发现我最大的恐惧虽未完全消失，但强度在渐渐减弱。研究证明，压力通常会随着训练的深入而减少。[12] 我的恐惧或许比较接近欧内斯
76 特·贝克尔的理论，是我各种行为的一种无意识（或半意识）的调节器。极度恐慌的情况变少了，但恐惧从未彻底消失。

钟浩，一个三十二岁的男人，吞下了一整瓶安眠药，然后用一把刻刀隔开了自己的手腕。“他情况稳定，”我的住院医生告诉我（我是当月负责这个病房的主治医生），“但他的家人希望把他转到西奈山医院。”

这种情况经常发生在中上阶层的病人身上，他们在失去意识的状态下被送到公立医院。救护车会把他们带到最近的能够处理特殊紧急情况的地方。（对于自杀未遂的钟先生来说，这个地方就是贝尔维尤医院。）接着，当意识到自己身在何处时，他们便开始大声要求——有时是坚决要求——转到私立医院去。

不过，当他们发现必须自掏腰包来支付转院费用时，很多人就改变主意，决定住下来了。通常，他们会惊喜地发现，这个医院干净、宽敞，医生和他们的私人医生也有差不多的水平。然而，我从不强迫任何人留在贝尔维尤（除非他的健康状况无法保证他安全出院）。我的理解是，如果一个人更喜欢去私立医院，并且能够做好安排，那么他就应该去他觉得最舒服的地方。

钟先生对住哪里并不在意，但他的家人希望他去高档的、有更多豪华设施的西奈山。住院医生告诉我，转院手续正在办理。只是心理医生在急诊室看过病人后，考虑到他吞食了安眠药，希望让他去内科病房接受监护。我因为总是忘记转院的细则，便打给医院行政部。“如果他们想安排一辆救护车，并且能支付费用，那么他们可以随时离开，”一位行政人员告诉我，“但这不是**我们**能负责安排的，要家属来做。”

我心不在焉地听着。我前一天才开始在病房工作，要管
理两个住院医生小组，每个小组有十八到二十个病人。这一天 77
还没过半，我就已经忙得不可开交，这边还在努力处理之前入院病人的情况，那边新病人又源源不断地进来了，其中包括钟先生。

我扫了一眼手上的表格，上面打印了三十九个名字，另外还有几个手写的在底部，每一个都是在接新入院的病人时草草写的。从病房开始工作总是很痛苦。几乎不可能做到熟悉每一位病人，但我必须保证自己看过他们每个人的病历，至少对每

个人都做过简单的查房，因为最终我要对他们所有人负责。然而，即便是最低限度的照护，也要花上好几个小时。我无时无刻不在担心自己漏掉了什么事情。

我在西区 16 号病房艰难前行，核对名单上的每一个病人，确保一切正常，至少目前正常。我告诉自己，第二天，我会对这里的每一个病例进行深度检查。虽然明天我带的另一组住院医生就要进来了，随之而来的又是一批新的病人。住院医生和实习医生忙着照顾今天刚入院的病人，而我则忙着熟悉之前的病人。每当我们在医院里碰到，就会对最新的化验结果、待处理的 X 光片或出现的小危机进行简短讨论。我不可能核对每一个病人的每一份检验报告，我只能依靠我的住院医生。

当我冲进钟先生的房间时，他正舒服地躺在床上休息，身上穿着一件白色汗衫和一条旧运动裤，只是他戴的那副超级时髦的欧洲眼镜（以及他的高端笔记本）暴露了他的社会经济地位。他正在疯狂敲键盘。他解释道："再过几天就要 IPO 了，还在解决安全密码的问题。"

我掀开他手腕上的绷带，可以看出他的伤口很浅，甚至都不需要缝针，用手术胶带就可以。"我很傻，对吧？"他噘着嘴自嘲。

"这个嘛，"我靠在他床边的墙上，因为给访客的椅子显然
78 已经被别人征用了，"要看你怎么看了。可以肯定的是，你向你的家人和医生传达了一个明确的信息，你的生活出现了严重的问题。"

“我并不是想死或怎样——”他话到一半又打断了自己，“这听起来很荒谬，不是吗？我的意思是，看在上帝的分上，我现在竟然坐在贝尔维尤的病床上。”他翻了个白眼，苦笑一声。“我是说，我还能更蠢一点吗？就因为凌晨三点钟，想不出更好的方式来减压。现在如果我不能把最后一个 bug 修复掉，我的搭档就要对我不客气了。也许我应该割开的是我电脑的手腕。”他夸张地瞪了一眼面前的笔记本。

由于他服药过量，急诊室给他洗了胃，并注入一剂活性炭来吸附可能没有洗掉的药物。这显然奏效了，因为他的身体看起来没受到一点不良影响。他的化验报告和心电图都很正常。钟先生说自己感觉很好，对自杀未遂这件事感到非常不好意思。“我得回去找以前的心理医生了——你不用提醒我。”不过，当然，我还是这么建议他了，我们讨论了持续治疗的重要性。

当我追问他对自杀有什么其他想法或具体的计划时，他摇了摇头。“如果我自杀了，搞砸了 IPO，我的合伙人会杀了我。”他停下来，脸上露出嘲弄又茫然的表情，“不不，等等，这行不通，对吧。”

我继续在病房里巡查。埃弗雷特太太的烧退了。梁先生正在接受化疗。乔杜里先生等着被叫下去量血压。希门尼斯太太已经被一家疗养院接收，但床位还没准备好。塞尔温先生在消化科病房做内窥镜检查。索托女士的骨扫描结果还没出来。黑斯廷斯先生在眼科检查后就可以安排出院了。萨巴蒂尼先生拒绝接受静脉注射。里亚德先生只要再服两天的抗生素就好。心脏内科随时会过来带弗拉迪克先生到导管室。

到了傍晚，我已经把名单上的病人看得差不多了，但新入
79 院的还在不断增加。病情稳定的那些，例如骨髓肾炎和非心源性胸痛患者，我把他们往后推迟了。而对消化道出血的病人则立马进行了检查。

只有一件事可以让一名主治医生同时负责四十位病人，那就是主治工作实际上由实习医生和住院医生完成，他们直接参与病人的诊疗。而我的职责则更多的是监督和指导我的两个住院医生队伍。当然，我也必须亲自检查每一个病人，但实习医生和住院医生承担了繁重的工作。

太阳缓缓沉入东河，我坐在医生站的一把看起来还不错的办公椅上，面前摆着六份病历，我一边检查病人的名单，一边做着笔记。这时住院医生突然闯进来。“救护车到了，准备把钟先生送到西奈山。”

我抬起头，只见身穿蓝色运动派克大衣的医护人员正抬着担架站在护士站前。“他所有的化验结果都好吗？”我问住院医生。

“是的，”他回答，“从吞药到现在已经二十四小时了，没有变化。”

“心理科看过了吗？”

“在急诊室看过了。”

“给他的私人心理医生打过电话了吗？”

“是的。”

“西奈山有医生接收吗？”

“有的。”

“家属负责所有文件、转院和救护车？”

“是的。”

“好吧，”我说，“祝他一切顺利。桑德斯做了颅脑CT了吗？”

“医学院的学生正在推她下去。结果出来我会打电话给你。”说话间，住院医生已经走到门外，他手里还有三张单子。

我目送钟先生在家人的簇拥下爬上了担架。当他透过窗户
看到我时，他指了指胳膊下的笔记本电脑，然后比了一个剪刀
手。我忍不住笑了。医护人员为他盖好床单，系上橙色的安全
带，防止他在担架移动时滑落。签完字后，他就走了。我向他 80
挥了挥手，然后回过头继续看我的病历。椅子转动时发出吱吱
嘎嘎的恼人响声。

兰伯特先生又发高烧了。赫斯特纳女士需要安排一个耳鼻喉的会诊，不过这可以等到明天。外科医生要求金泽华先生在进手术室前做好术前体检，我们现在就要解决这件事。德米尔先生的抗生素是非处方药，需要准备特别申请表。詹宁斯夫人拒绝吃药。

这时电话响了，我一边接起来一边扫视病人名单。是之前和我通话的行政人员。“你的那个转去西奈山的病人，”他说，“我刚才看了他的记录，他是因为自杀未遂入院。心理医生同意他出院了吗？”

“在急诊室给他看过了。”我回答，同时拉出一张非处方药表格，开始填写德米尔先生的个人信息。

“对，但那只是急诊室的紧急会诊。他在西区16号病房的时候，常规心理科对他做过评估吗？”

一阵突如其来的紧张穿过我的后颈。“在西区16号？”我结巴了，我开始迅速转换思路，“嗯，我知道他们在急诊室给钟先生看过，但不知道病房里有没有。我们得到的通知是，病人在急诊室里排除危险了。”我推开表格，翻找桌子上的病历，看看钟先生的是否在里面，结果显然是没有。

“奥弗里医生，”行政人员的语气变得严厉起来，“你把一个有潜在自杀倾向的病人送出医院了？”

“他上了救护车，有医护人员陪同。”我听到自己正在努力尝试用所有已知的铁一般的事实来稳住局面。

“他是由家人陪同，坐的是私人救护车。他们可以把他带
到任何他们想去的地方。可以把他带回家，也可以把他扔在街
上。”行政人员继续批评道，而我已经焦虑不安起来，注意力
81 难以集中，“如果他有什么三长两短，如果他再次企图自杀，
我们就要负全责！你不能让这样的病人离开医院。”

我飞奔到护士站，从出院记录的柜子里抽出钟先生的病历，疯狂翻看。终于我找到了最初的急诊单，迅速浏览收治二十四小时的手写记录。在这张纸的最下方，有一行潦草的字：**病人有强大的支持资源和家庭网络。目前没有表现出重复自杀的迹象，但不排除可能性。将继续保持一对一观察，直到**

常规心理科重新评估。

常规心理科！我们怎么会漏看这个呢？现在，我们放这样一个刚被心理评估说要保持一对一观察来预防他自杀的病人出院了。如果钟先生出了什么事……我几乎不敢想。我把病历本扔到桌上，双手缓缓放在嘴边，开始逐渐意识到自己可能做了一件后果非常严重的事。如果因为我的疏忽导致这个年轻人死亡该怎么办？而且，从法律角度来讲，我肯定是一点都不占理的。

回到医生站后，我一屁股坐在椅子上，不顾坐垫发出的愤怒的嘶嘶声。我抓起电话，怒气冲冲地向接线员要了西奈山的号码。我仿佛看到钟先生冲出救护车，在第三大道上狂奔，逐渐消失在夜色中，被这座无名的城市吞没。他会不会卧轨？会不会闪现在一辆疾驰的出租车前？会不会把 CVS 药店里的泰诺货架一扫而空，然后吞下所有，引发急性肝衰竭？

我打遍了西奈山的通讯录，想要确定钟浩是否已经到了那里。我不断接到初级行政人员的回复，他们以 HIPAA 隐私条例为由，毫不客气地拒绝了我的请求。我用力放下电话，恨得咬牙切齿。我怎么会这么笨！

我看见我的住院医生和团队其他成员轻快地走过大厅。他们每个人手里都攥着病历和名单，边走边说边写。我很难去怪他们，因为同时发生太多事了。他们从急诊室那里听到“心理 82
医生已排除病人的危险”，然后再把这份诊断告诉我。没有人花时间——或者**有**时间——去阅读纸质报告，看看病人是否需要进一步的检测，是否仍然有自杀倾向。

不过，当住院医生从我面前走过时，我脑中灵光一现。我打回西奈山医院，要求接线员听电话。“我是奥弗里医生，”我加重语气以显示自己的权威，“请帮我叫住院医生。”接线员一句话没说，甚至都没有问我是不是西奈山的医生，就接通了今天的第 1 357 次呼叫。

三十秒后，一个年轻的声音从电话中传来。我马上解释说，自己是贝尔维尤的主治医生，今天晚上有一个病人转到了西奈山，我只想确认下他是否已经到了。那头的住院医生顿了一下，然后就传来敲击键盘的声音。我仿佛看到她正在翻阅病人名录，同时脑子里想着自己的单子，对我这个外院医生强加给她的额外工作而闷闷不乐。我的脚急促地敲击着地板，我的手则在电话绳间绕来绕去，尽量无视脑海里的地铁轨道或药店货架的画面。

住院医生回复：“你把他的名字再拼一遍？”

“Z-H-O-N-G,”我一边用手抓头发，一边说，“他的名是 H-A-O。”

“嗯……不在医疗部。”她又停了一下，“今晚电脑真的很慢。”她带着一丝央求的口吻说道，显然是希望我能对她的帮忙表示感激，然后挂断电话。

钟先生葬礼的画面在我脑海中萦绕着，一个镜头是他悲痛欲绝的家人，另一个镜头是法庭上的一名检察官。我真的做了这样的事——让一个有自杀倾向的病人出院。我怎么会这么……这么……蠢？这么白痴？这么粗心大意？这么可悲？这么丢人现眼？我满脑子都是罪恶感。

“嗯……有可能是他。”住院医生打断了我的思绪，“你说的是 Z-H-O-N-G 还是 Z-H-A-N-G？”

“O-N-G，”我对着电话声嘶力竭，“Z-H-O-N-G。”椅子上坚硬、开裂的乙烯基塑料摩擦着我的大腿。医生站到处都是 83
护士站淘汰的废品，这把椅子可能是前两次翻修后不要的。

“等一下，找到他了。”住院医生说，她原本疲惫的声音中透出了一点胜利的味道，“钟、浩。还在急诊室等精神科的床位。”

“但他在你们那里，对吧？”我问，我需要再听一遍才能确认这条信息。

“对啊，电脑系统里有他。我看到他已经被转到精神科。他就在这里。”

我瘫在椅子上，椅背摇摇欲坠，但我并不在意。我感到一阵如释重负，原本躺在这把松松垮垮的椅子上常有的眩晕感也不见了。

我们——钟先生和我——避开了这无底深渊，虽然只是侥幸。我暗暗大声道了歉。我置他的生命于不顾，这不可原谅。但事实上，这样的事情无法避免。

病房里的一贯原则是，主治医生无须做住院医生和实习医生做的那些耗时且琐碎的工作（抽血、静脉注射、跟踪会诊、跑放射科），一名主治医生可以管理两个团队。

我手上有四十多个病人，每个病人有几十个数据指标，我不可能亲自一个个核对他们的化验报告、X 光片、会诊报告、体检结果或是治疗进度。我的大部分数据来源是靠住院医生的口头报告，从中我尽量排出优先级，检查我认为最危急的病人，但现实是，**任何**一个都可能变成最危急的那个。当住院医生说“化验结果良好”的时候，他所指的是三十个病人的数据，其中就可能意外出现一个过低的碳酸氢盐指标。造成伤害的可能性似乎永远存在。

此外，我还要花时间对病人进行评估，和他们交流，检查他们的身体，看病历，做记录。对每个病人，我都要在病房待上十分钟，再加十分钟阅读病历，这些都是最基础的。但加在一起，就超过十二个小时了。这还不包括查房、教学、会议，
84 更不用说吃个三明治或上个厕所了。住院医生条例中对住院医生可负责的病人数量进行了限制。但对主治医生则没有。

从我成为主治医生的那天起，我就开始担心自己会漏掉什么，而现在它真的发生了。我相信被我忽略掉的事情还有很多，但幸运的是大部分都无关紧要。钟先生的出院虽然是个大事故，但还属于虚惊一场，因为，谢天谢地，没有发生任何实质性的伤害。只是无论结果如何，错就是错。

几天后，我在每周例会上把这个事故讲给同事们听，引起下面的一片同情声。值得庆幸的是，总体而言，我们的住院医生都非常认真负责——这是好事，因为我们完全依赖他们。如果主治医生被分到不那么认真的住院医生，那就完蛋了。

但我的操作是不合格的，这点我自己也知道。不过让我稍

感安慰的是，到目前为止，我没注意到的重要的事情就只有这么一件。我觉得自己就像表演转盘子的中国杂技演员：一个又一个盘子被抛到我的杆子上，我必须让它们保持平衡和旋转。但如果杂技演员的盘子掉了一个，需要做的不过是清理破碎的瓷片。而如果我掉了一个，则可能有人丧命。

在这个月剩下的日子里，当我在各个病房间穿梭的时候，我的皮肤始终紧绷。接下来会发生什么？我觉得自己就像个实习生一样不知所措。只不过当实习生那会儿，我总有住院医生可以求助。但作为一名主治医生，我没有其他人可以帮我收拾残局。我责无旁贷。

距离我错把钟先生放出院不到一年的时间，一些改变陆续发生。显然，由一名主治医生带两个住院医生团队，这样的比例无法持续，且安全隐患很大。每个住院医生团队需配有一名主治医生。当然，问题的关键是钱。主治医生翻倍，这笔人事费用需要在预算上做不小的努力。

对此，医院的做法是把更多的门诊医生调去住院病房。虽然这帮到了住院部的员工，却让门诊举步维艰。为了预约看病，病人不得不等上好几个月，而每一个时间段都挤满了超额预约的病人。几个月来我对某些隐患的恐惧不过是从住院病房
换到了门诊病房。我的杏仁核并没有停止工作，它泰然自若，85
一如既往地让我感受到最原始的焦虑和恐惧。

恐惧包括认为自己做的事会害死病人的高度紧张，也包括

担心自己在对病人的日常护理中遗漏了什么的低级焦虑。不久前，我读了一本书，作者是一名患有无法确诊的衰竭性疾病的病人。[13] 这本书作为“病人如何思考”丛书的一部分，对杰罗姆·格鲁普曼的《医生如何思考》一书进行了补充（或报复，取决于你怎么看）。

作者在书中描述了她多年来的神秘症状，这些症状难以简单归类。她的病被贴上了精神疾病的标签（作者本人也被贴上了“难缠病人”的标签）；直到二十年后，她的病才得到了确诊。原来作者得的是一种罕见病——重症肌无力——并且她的症状非常不典型，这加大了诊断的复杂程度。医生仿佛在大海捞针，而这根针看起来还不太像针。虽然确诊的希望几乎为零，但由于误诊和整体的治疗不当，病人在这个过程中遭受了巨大的痛苦。她对医疗机构的愤怒可想而知。

我在读这本书的时候，试图保持一个文学评论家的眼光：沉着、冷静。但是，我很难抑制心里源源不断冒出的对临床医生、对初级保健医生的担忧，他们要面对的是数以百计拥有模糊不明、涉及多种疾病且互相之间看起来毫无关联的症状的病人。当我翻了几页后，我发现，如果这个病人来找我看病，我肯定也会诊断不出。我可能就是她笔下的另一个犯错的临床医生——无论是否情有可原。

治疗这类病人是全科医生——内科医生、家庭医生、临床护士、医师助理——的家常便饭。相较于那些专攻特定方向的
86 专科医生（例如，心脏病专家为心脏病患者服务，肺科专家为

肺病患者服务），全科医生的任务艰巨得多，他们要从折磨人类的那些无尽的痛苦中筛选出大病。这正是让人担心的，几百个病人中总会有那么一两个真的患有很严重的疾病，却被我们忽略了。

前不久，我就以这样的病人为主题写了一篇文章。[14] 在我的笔下，贝弗莉·威尔顿是典型的焦虑型病人，健康、受过良好教育、白人妇女、五十岁，她有一连串指向不明、互不相关的主诉。她看上去又瘦又焦虑，脸上布满忧虑的沟壑。那个周四的早晨，当她在我面前啪一声打开一张纸时，我的心往下一沉，因为我看到上面有三十行手写的忧虑。威尔顿女士和阿尔瓦雷斯夫人一样，都是那种会让医生喘不过气来的病人，她们会迅速吞掉医生的时间、诊断推理和共情心。

威尔顿女士告诉我，她最近又开始抽烟了，就在她的老母亲生病后，现在每天都要抽一包。她感到头痛、眼睛痛、肚子痛、耳鸣、气短，还有头晕。吞咽的时候喉咙干涩，胸口也有刺痛，还有肠道痉挛。晚上睡不着。她还和我说自己非常非常想抽根烟，说话间眼神紧张，盯着门口。

她就是那个会让我觉得自己快淹死的病人。我不想进行全面的系统问诊，因为我知道答案都是：是的。

当我给住院医生和医学生培训的时候，我总是要求他们把病人的症状放在一个生理学范畴里。大多数疾病都有明确的症状，与可知的特定病理相关。当然，有些疾病（例如内分泌和风湿性疾病）的症状非常广泛，但即便是这些也总有可识别的模式。

对大多数病人而言，如果他们的肾脏、神经系统、胃肠道、肺部和心脏系统**真的**同时发生了重大器质性病变，那么情况都是极其危重的，很难不被发现。

87 但绝大多数带着各种症状来看门诊的病人和今天坐在我面前的这个一样——看上去非常健康，运动能力良好，体重稳定，体检结果完美。威尔顿女士还在去年做过心电图和心脏压力测试，结果都是好的。在这样的病人身上出现严重的多器官疾病的可能性极低。

溺水的比喻不仅恰当，而且有诊断意义。它是一条线索，表明还有其他的事情可能发生，医生需要问询病人另外的问题，如压力、抑郁、家庭暴力、饮食失调。当我给威尔顿女士做有关焦虑和抑郁的调查问卷时，她在每个问题后面都选了最高值。

我告诉她，她的症状很可能是焦虑引起的，威尔顿女士似乎松了口气。“我妈妈简直不可理喻，”她说，“她生病的时候，我试着去照顾她，但她的脾气还是和以前一样暴躁。说真的，我第一次感到胸痛就是在上个月她做完手术后我去看她的时候。同样的情况，上周我去戒毒所看她时也发生了。”

她的手指搭在太阳穴上，把脸捏成一团。“每次我请假带她去看医生，都会被老板骂。还有我儿子，已经二十八岁了，却还没法养活自己。难怪我烟瘾这么大。”

我可以想象紧张充斥着她的生活的方方面面。我向她解释，压力是怎样让她的身体出现各种症状的，虽然我们无力改变她的生活，但我们可以试着通过治疗这些症状来缓解她的痛苦。威尔顿女士对此表示欢迎，我也感到得意，因为我在病人需要的时候，给予了真切的帮助。

十四个小时后，深夜，我的寻呼机响了：分机号 3015。是急诊室。这可不是什么好兆头。我打过去，从实习医生那里知道了一个消息。威尔顿女士因为肺栓塞——肺部有血凝块——被送进了医院。

肺栓塞，导致猝死的主要原因之一，几乎没什么能比它更糟糕了。我一屁股坐在椅子上，双眼紧闭，以此逃避内疚带来的刺目感。我最担心的事发生了：一个症状模糊、各种症状之间看似无关的病人竟然得了致命的疾病。在实习医生说话的时 88
候，我回想起与威尔顿女士的面诊，回想起她为我列出的所有症状。

胸口痛、呼吸急促，都被淹没在她巨大的焦虑中，对工作的焦虑、对家庭的焦虑。在我给她开安眠药，建议她去看心理医生的时候，一个致命危机就潜伏在我面前。

“天啊，还是双侧肺栓塞。”实习医生补充道。我把下巴抵在胸前，因为过于痛苦，我没接话。双肺都有血块，意味着她将终生服用血液稀释剂来防止可能出现的血块。没人愿意和双侧肺栓塞赌运气。

威尔顿女士完全符合人们对于焦虑的刻板印象。她那一连串内容多、范围广的主诉，是一个人受到情绪压力的典型表现。奥克姆剃刀论——诊断简明法——告诉我们，解释越简单和单一的病情，通常就是病症发生的原因。

但还有一种反对的说法，西卡姆格言指出，事实上，病人乐意得多少种病就能得多少种病。威尔顿女士的确深受情绪压力的折磨，并因此出现了许多症状。但当她坐在我诊室里的时候，一些血块也正在她的体内形成。

正是西卡姆格言让医生们恐惧：即使你认为自己做出了最合理的诊断，也仍有其他情况，可怕的情况，潜伏在暗处。如果你是在选股投资或填写 1040 表格时犯了类似的错误，可能会损失一点钱，或很多钱，或很多客户。但你不会置人于死地。这种恐惧是医生日常生活中隐藏的暗线。

看完杰罗姆·格鲁普曼的《医生如何思考》[15]一书后，我越发对自己可能犯下的无数个错误感到恐惧，试图去分析是什么样的认知偏差导致自己误诊。以威尔顿女士为例，她的呼吸急促与许多其他症状搅在一起，呼吸急促的严重程度和持续时
89 间都不突出，而且只发生在她探望母亲的时候。这种混乱也映射到我的脑子里。更不用说我的归因偏见了，我的判断还固化在对一个外表健康、受过良好教育、有一大堆主诉的白人女性的刻板印象上。

如果可以，我会怎样发现肺栓塞呢？简单粗暴的方法大概就是大海捞针。如果我能把每一种症状单独拿出来看和问——像教导学生那样——了解其持续时间、严重程度、诱发和缓解因素以及其他相关症状，那么我可能就会发现呼吸短促是其中

关键了。

事实上，她的任何一个症状都可能掩盖真正有生命危险的疾病，还为全面检查提供了理由：头痛可能是脑动脉瘤，腹痛可能是出血性溃疡，胸部有刺痛感可能是心绞痛。

像教科书那样完美地把每一个病症拿出来剖析，多半要花上一个小时甚至更长时间。这种方法在书本、电影和临床神话中被运用得活灵活现，但现实生活中的候诊室里挤满了病人，他们中的每一个人都可以理直气壮地抱怨医生对他们不够重视，不把他们的时间当回事。以及，不可避免地，在当今这个实行问责制和质量评估的时代，我可能会因为效率低下和达不到“业务目标”而受到告诫。

现实世界里，我只有二十分钟的时间来评估、治疗和记录威尔顿女士的各种症状。我看了她的病史并做了检查，然后直觉告诉我，她不太可能**同时**得了脑动脉瘤、出血性溃疡、心绞痛以及肺栓塞。如果她真的全中，她不可能看起来状态那么好。

凭我的经验、我的临床判断以及我对于问题的模式化思维，我把这一切归咎于压力过大。但我错了。会伤害到病人的恐惧，又一次死灰复燃，这些恐惧曾随着我多年经验的累积（也许只是单纯的运气好），得到过一定程度的抑制。

当我以威尔顿女士的病例为主题写下那篇文章的时候，我的初衷是检视模式化思维在医疗中扮演的角色，我甚至在文中 90
提到自己给自己定过型——白人、受过教育、女性、神经质。但我没想到，网络上读者发表的评论可以那么尖刻。**你怎么能**

这么没用？医生从来不听病人说话！高高在上的医生永远没有时间把病人的话听完！只看钱的医生不过是在榨取医疗系统的油水！

毫不夸张地说，这让我非常沮丧，尤其是我自认为我真的花了时间倾听威尔顿女士讲述她的故事，梳理出了可能会影响她病情的生活场景。我意识到自己可能会重蹈覆辙，很可能诊断不出肺栓塞，就像我一定诊断不出我写书评的那部作品里提到的病人所患的重症肌无力那样。我也极有可能在下一次阿尔瓦雷斯夫人带着她一连串“最糟糕的”症状来面诊时，察觉不到她身上的严重问题。

尽管我有多年的经验，尽管我受过训练，尽管我非常勤奋，但毫无疑问的是，未来我可能会犯下更多的错，可能会害死病人，也很可能会在医疗官司里被教训。也许——也许，最深的、攸关生死的恐惧在于——我根本不够好，不足以成为一名医生。也许我该摘下自己的名牌，让更有能力的人来照料我的病人。

但当我看了一圈周围的同事，我认为自己的能力还在可接受的范围内，不会比他们差多少，也好不了多少。当我们开始交流时，我发现他们也有同样的恐惧——害怕伤害病人，害怕做得不够好。我的一个同事半开玩笑地说：“我们每一天都有可能丢掉执照。”

她回忆起有一次，她在听一个实习医生艰难地做着病例报告，这期间她走神了一小会儿。这是她整个下午听到的二十场报告中的一场，所有报告都那么平淡无奇。天渐渐晚了，她想自己需要再喝一杯咖啡，可还是让自己勉强打起了精神，这时实习医生提到有个病人的脚看上去有点发黑，所以计划给他预 91
约两周后的足科检查。就在那个当下，她心里的咖啡因让她猛地清醒了过来。

在医学上，脚部发黑是个令人心惊肉跳的术语，它意味着肢体可能正在失去血液流动。对于这些病人——通常患有糖尿病和严重血管疾病——他们的肢体需要进行紧急手术，才能恢复血液的流动。否则，如果肢体已经因为失血受到过大的损害，那么就必须立刻进行截肢手术，避免致命的坏疽。这样的病人需要马上送去血管外科医生那儿，以评估病情严重与否，而不是等两周后的足科医生。当然，发黑的脚也可能只是皮肤变色，但不能冒这个险。

实习医生还没有意识到情况的严重性，所以只做了他认为合理的事。但对主治医生而言，她一时疏忽的后果非常可怕。再过几秒，那个病人发黑的脚，就可能淹没在疫苗接种、乳房 X 光检查以及其他不那么紧急的事件中了。如果血液输送真的出现了问题，病人就有可能失去他的腿，甚至是他的生命。

第二天，我去医院探望了威尔顿女士。多亏了急诊室的及时治疗，她的呼吸好多了。我们聊到肺栓塞的严重性，也聊到她需要终生服用血液稀释剂来防止血栓复发。然而，血液稀释剂剂量过高可能会导致出血，太低则会导致新的血栓形成。从用血液稀释剂的这一天起，威尔顿女士将不得不生活在凝血与出血之间的那个狭窄缝隙中，永远生活在肺栓塞和出血性溃疡、中风这些不定的风险中，它们都可能导致生命危险。我不得不坦白。

“我要向你道歉，”我的声音逐渐放缓，“我误诊了。你告诉我你有气短和胸痛。但考虑到你的其他症状，我没想到是肺部有血块。”光说这些话就已经让我用尽全力。如此简单的总结似乎只为了说明一个事实——我差点害死了威尔顿女士。肺
92 栓塞的首发症状之一常常就是猝死。“我……很抱歉。”

威尔顿女士毫不介意地挥了挥手。“实际上，”她说，“我对胸痛也没怎么在意。早在它开始前的几个月，我就预约好你的门诊了，所以我想现在的血栓可能只是个偶然事件。”

我很感激她的谅解。栓塞发生的偶然性，以及这是众所周知的一种难以诊断的病的事实，给了我些许安慰。但我意识到，作为一名医生，我不只需要不断提升自己的专业技能，还必须想办法在医学的不确定和伴随而来的焦虑中生存下去。就像太阳会每日升起，下一辆救护车会驶入急诊室，下一个病人会拿着说不清道不明的症状列表走进医生诊室那样，错误也会发生。参考尸检报告，估计有 10%—15% 的诊断是有误的。[16] 整个学术界在致力于研究诊断推理以及如何减少思维错误，[17] 但医生个人如何面对因医学的不完美而引发的持续的不适感，这个问题并没有得到解决。

在威尔顿女士之后，我重新考虑了自己对待满腹牢骚的病

人的方式。当病人提出太多的主诉导致没办法进行深入检查的时候，我会开诚布公地告诉她我做不到。但我会接着说：“今天，我们来看看你担心的三个问题：你选两个，我选一个。”这样，病人就可以挑出两个她觉得最紧要的，而我可以专注在那个我认为可能有重大隐患的问题上。接着，在我得出结论后，我会提醒自己再回头想想：“还有别的什么可能吗？会不会漏掉了什么？”

这种方式可能会提升诊断的准确性，但并没有减少每次面诊所带来的恐惧，它让我如履薄冰，让我片刻未曾感受过作为一名医生的轻松自在。在欧内斯特·贝克尔看来，人用
拒斥来消除死亡的存在性，以至于我们甚至没能意识到自己 93
是在对这种非生即死的恐惧做出反应。然而在医学上，拒斥被翻卷起来，正巧露出的部分让我们清楚地意识到它的存在。

对此，我只能深吸一口气，告诉自己，这不是一种反常现象，而是临床医学中不可或缺的部分。做一名医生，就意味着要和这种恐惧共存，并把它融入自己的日常生活。这就像踏上移动着的旋转木马，你的胃在下坠，尽管感到恶心，但还是要继续前进。

如何在不断的焦虑与恐惧中继续日常的医疗生活，这个问题没有简单的答案，自然也没有什么研究可供指导。每个医生都不得不向恐惧低头，以达成个人情感的停战协议。我们需要把它放在一个隐蔽的地方，好让我们有足够的空间施展医术。

但假使藏得太严实，我们又会失去医生所具备的复调结构中的一个基本层次。适度的恐惧和焦虑有助于保持敬畏与警惕，这些是在照护他人时所需的。我们医生既要把恐惧收起来，又要让它保持活力。

我做病人的时候——当时在生我的第一个孩子——我有一位以热情态度而闻名的医生。每个人都爱他。那天他替我的产科医生顶班，由于我之前见过他，所以我一点儿都不担心。他开朗又热情，我觉得自己得到了很好的照护。事情原本进展得很顺利，直到突然出现了变化。胎心检测器显示有晚期减速，pH 值也没有达到应有的水平。

我清楚地记得他态度的转变。雀跃的欢呼消失了，取而代之的是紧张的专注。闲谈也停止了。我不认为他之前的亲切是假装的，但当他第二次检查 pH 值，发现前两个结果互相矛盾，又检查了第三遍的时候，我能觉察到他的担忧和恐惧。当然，我也很焦虑，很害怕，但奇怪的是，知道医生在恐惧竟让我有点安心。他并没有想当然。当他叫来另一位医生协助时，我能感觉到他的焦虑在不断加重。

94 作为病人，我**希望**我的医生感到害怕，一点点就好，只要能让他感到他所做的事情意义重大。我肯定不想他被吓到，但在那一刻，我无力控制结果。我把孩子的命运交给了这位医生，我希望他对医疗中生死攸关的那一面保持真正的敬畏之心。

恐惧和其他所有情绪一样，没有好坏之分，它不过是人的正常状态之一。当我第一次被紧急呼叫时，我知道过度的恐惧会让人无法工作。但适当的恐惧，正如我在产科医生身上看到的，对好的医疗照护至关重要，尤其是在一些危急关头。最终，我和孩子都很好，但这也让我明白，适当剂量的恐惧可能对医生——以及病人——都有益处。意识到自己的恐惧并为其找到合适的滴定方法是医生的一项重要技能。我们病人的生命可能就靠它了。

茱莉亚（三）

95 自从那个秋天的早上我们遇到后，茱莉亚在贝尔维尤的重症监护室里躺了几个周。医生给她开了大剂量的利尿剂来减轻心脏的压力，但遗憾的是，她的血压因此降到了零。为了让她的血压维持在正常的生理水平，需要注射强力的静脉升压药（类似肾上腺素的药物）。

第一周，茱莉亚徘徊在生死线上。只要我们尝试减少升压药的剂量，她的血压就会一下子掉到 60/40，无法维持大脑和肾脏功能。因此升压药的剂量一直很高。但升压药不是免费的午餐——它们会过度收缩心肌和肾脏的血液供给，导致心律失常，逼迫心脏超速运转，并且会让病人在醒着（或睡着）的每一分钟里都被困在重症监护室中接受静脉注射。

通常情况下，当病人的心脏只有在重症监护室里靠升压药才能正常运作的时候，就该进行心脏移植了。但这肯定不在我们的选择范围内。我都不敢想接下来会发生什么。茱莉亚会不会一直待在监护室里，直到升压药产生可怕的副作用，迫使我们把它停掉？然后我们就等着她的心脏衰竭下去吗？我把这一切都抛在脑后，只专注于她每分每秒的生命体征。

情况万分危急，但慢慢地，令人惊讶的事发生了，茱莉亚的心脏曲线从底部爬了上来。虽然它再也没有回到之前，也就是那个让我可以轻松判定她不会死亡的平衡状态，但已经稳定在可以存活的水平了。在接下来的几周里，我们小心翼翼地 96
减少利尿剂和升压药的用量。每隔几天，病情会反复一次，我们不得不又一次重新开始，然而在茱莉亚和医护人员的艰苦努力下，她终于走出了重症监护室。之后她在普通病房里待了两周，在心脏康复中心待了两周，最后成功回了家。茱莉亚的身体还非常虚弱，但她毕竟活了下来。我们俩都非常清楚，她的死刑被暂缓执行了。

茱莉亚靠着身体其他健康的部分支撑着，在亲朋好友的陪伴下居家静养。她的确恢复了一些，即使不可能再回到之前的状态。现在她动起来更慢了，更谨慎了，脸上却重现了光彩。虽然冬天很难熬，但她也坚持了下来，对服药仍然保持着虔诚的热情，每一次的门诊也还是会从布鲁克林长途跋涉到曼哈顿。

那年 3 月，一场猛烈的春雪袭击了纽约市，我刚刚完成《翻译医学》的初稿。一英尺厚的积雪覆盖了整座城市，曼哈顿就和《草原上的小屋》里描绘的冬日场景一模一样。当我的孩子们因为下雪天学校放假而欢呼雀跃的时候，我正步履维艰地穿过泥泞的街道赶往贝尔维尤，心里想着自己要是有个越野滑雪板就好了。

让我意外的是，尽管天气寒冷，还是有很多病人来就诊。其中就有茱莉亚，她站在那里，两颊冻得通红。关于她是如何熬过这场春雪的，我可能永远也不会有答案，但她确实做到了。她坚忍不拔的身体，她的意志，都在与病魔做斗争。她谈到 esperanza（西班牙语，希望），我能感到自己被她的乐观所感染，即便我的理智告诉我这是草率的。那天我们两个人紧紧相拥，她的开朗把我从现实中剥离出来，这种感觉真的很好。

也许一切都会好起来。毕竟，我刚刚见证了茱莉亚是如何在生死之战中击败死神的。说不定她就是生物学上的一个罕见
97 例外，一个打破规则的例外。为什么不呢？当她离开我的诊室时，我很确信她一定会以某种方式好起来。我说不出是什么原因，但我肯定她会的。

我重新打开我的初稿，用力地敲打出《翻译医学》的新结局。暴风雪、救赎、希望——这才是这本书的正确结局。

第四章　每日死亡摄取剂量

非医学领域的人最常问我的一个问题是，医生会怎么看待 98
疾病、痛苦和死亡的一切。“很压抑吧？”他们通常会这样问。任何行业都存在职业危害，对于医学界来说，悲伤无疑是其中之一。和恐惧一样，悲伤也没有好坏之分；它只是人的状态的一个组成部分。重要的是如何引导悲伤，关于这点，医生自己的个性和周遭环境都会对其产生影响。有些医生就特别擅长隔绝痛苦，他们似乎可以无动于衷。

我参加培训的时候，有几次对这样的医生心生嫉妒，希望自己的盔甲也能变得更坚硬一些。不过我也渐渐明白，盔甲是可以被破坏的，它无法真的阻挡哀恸的入侵；我能做的只是把哀恸引到一个尴尬的缓存区。最终这些情绪都会莫名其妙地以各种方式钻进我们体内，对我们以后照护病人的方式产生巨大的影响。怎么可能不呢？哀恸是人类情感中最具威慑力的一种，它不是轻飘飘的。

伊娃是我为了写这本书采访了多次的儿科医生，她分享的经验有力地说明，悲伤对医疗照护的影响可以有多深。

伊娃的夜班刚刚开始，她就被叫到产房：孕妇的分娩开始
99 了。在儿科实习期间，伊娃已经参加了几十次分娩。但这次多了一个明确的警示：“父母不想看到孩子”。

伊娃冲到待产室找她的住院医生埃里克，在脑子里把关于波特综合征的东西过了一遍。胎儿肾脏受损导致的羊水严重不足是主要问题，但引发的结果是，因为没有足够的羊水，胎儿的肺无法正常发育。几乎每个患有波特综合征的婴儿在出生后几分钟内就注定会因窒息而夭折。

她在产房外遇到了比她大两岁的埃里克。两个人谁也没说话，但伊娃捕捉到了他脸上流露出的掺杂着疲惫、不屑和烦躁的神情。显然，他宁愿待在任何地方，也不愿进产房。他们一言不发地消毒双手，穿好手术服，走了进去。狭小的产房里已经挤了六个人，大家都出奇地安静。夜色染黑了窗玻璃，房间里充满了佛蒙特州冬天特有的荒凉气息。

十五个月前，伊娃接受住院医生面试时正是10月初，树叶层层叠叠，呈现出迷人的金色和朱红色。对于一个过去十年都生活在新墨西哥州尘土飞扬的空旷地带的人来说，新英格兰盎然的秋色令她陶醉不已。但现在一切都变得贫瘠，了无生趣。寒冷的冬天和数月残酷的培训让整个班级的实习医生都不堪重负。

伊娃深吸了一口气，打起精神开始手头的工作。她第一个不理智的念头是：**孩子的父母在哪里**？分娩台上的母亲和站在

她旁边的父亲看起来还没到能在伯灵顿酒吧买啤酒的年龄，可能甚至还没到可以给总统大选投票的年龄。男孩把女孩的头抱在怀里，挡住她的视线。显然，他们已经知道了婴儿可能不太对劲，两个人的肢体语言充分表达了对正在发生的一切他们一点都不想知道。伊娃并不了解他们，但她猜测他们是未婚、工
薪阶层的青少年，这应该是一次意外怀孕，他们完全没有准 100
备，就被推进了新生儿高风险的惊涛骇浪中。她对他们不去看孩子的决定产生了一丝丝同情。一切都太让人难以承受了。

产科团队密切关注分娩的整个过程。儿科团队也是。而这对父母下定决心把注意力放在别的地方，只要不是分娩，哪里都可以。没有人说一句话。

分娩进行得很顺利，没出现并发症。当婴儿出来的时候，沉默一片。没有“祝贺你！”，没有“是个女孩！”，只有让人窒息的死寂。伊娃迅速把婴儿用毯子裹好，摸起来软绵绵的，像一个布娃娃。但伊娃没有时间去思考这些。

她和埃里克按照指示快步走出产房。一进大厅，他们就停了下来，因为不知道该带这个奄奄一息，不会也不可能救活的小婴儿去哪里。伊娃把她抱在胸前，埃里克开始疯狂地搜索空的病房。然而每个房间都有人。他们急忙赶到产后护理病房，那里的情况也是一样。

他们被困在走廊上，带着快死去的婴儿，渐渐明白他们无处可去。埃里克的手指在颤抖，伊娃知道他想抽烟。终于他一把打开走廊尽头储藏室的门，把伊娃和婴儿拉了进去。至少这

里是空的。

他们挤进这小小的储藏室，里面摆满了架子，堆着手术器械、生理盐水袋、静脉注射器、采血管和尿杯。在这狭小的房间里，还勉强塞进了一个没用过的保温箱，以及一辆矮矮的金属医疗小推车。伊娃和埃里克只能挤在保温箱和推车之间那几英寸的空隙处，四处扫视，想找个地方给婴儿做检查。推车是唯一可以利用的平面。埃里克把车上的几盒手套移到一边，伊娃便小心翼翼地把婴儿放了上去。

她慢慢地解开毯子。由于缺乏羊水，子宫空间不足，婴儿的脸呈灰蓝色，短粗、皱巴巴。耳朵的位置很低，这是胎儿畸形的典型标志。“蓝莓松饼”一样的皮肤暗示着皮下正在出血。
101 婴儿的嘴噘着，徒劳地喘着气。接着，这个婴儿又尝试了一次，但呼吸更微弱了。再接着，喘气停止了。伊娃紧张地看着埃里克。他沉默了整整一分钟，然后对她说：“你需要记录下死亡时间。”

伊娃一时慌了。婴儿停止呼吸的那一刻算是死亡吗？埃里克朝她的听诊器点点头，她连忙拽出来，慌里慌张地把微型听诊头放在婴儿柔软的胸口上。那些微弱的心跳声是真的吗？还是她想象出来的？或者她听到的不过是自己心脏跳动的声音？

“当时我觉得自己无比愚蠢，因为我都不知道婴儿是不是死了，”伊娃回忆道，“我想表达的是，病人是死还是活，难道不是医生应该知道的最基本的事情吗？”

埃里克揉了揉眼睛，指了指仍在搏动的脐带，这表示心脏在供血。在波特综合征里，肺是异常的，但心脏不是。心脏会一直跳动，直到缺氧，最终导致心肌梗死。“记录脐带搏动停止的时间。”埃里克指示说，然后他就消失在了门外。

每个儿科住院医生的脑子里都有几套新生儿抢救方案，第一步也是最关键的一步就是给婴儿保暖。让新生儿躺在冰冷的金属表面，这与伊娃的初衷背道而驰。

“我很内疚，因为自己没有采取任何措施来阻止她的死亡。但如果我把毯子裹紧，保持温度，那她的心脏可能会跳得更久一点。我可能也看不到脐带搏动停止。我就不得不和这个畸形、奄奄一息的婴儿在这个储藏室困上更长一段时间。”

伊娃站在那里，盯着瘫软在冰冷的金属推车上的婴儿看，心里想着，如果她是那个母亲，她会怎么做。知道孩子在自己的体内生长，知道她一出生就会死亡，这是多么痛苦啊！

突然，伊娃被一股巨大的悲伤吞没，因为这个小婴儿，因为这个小女孩。因为她从未被父母抱过，从未被任何人抱过。 102
这简直让人难以接受。

伊娃知道自己肯定会因为没有记录到脐带搏动停止的准确时间而遭到训斥，她把毯子盖在婴儿僵硬的身体上。她靠在那一排生理盐水的架子上，把这个脆弱的女婴抱在怀里。在逼仄的空间里，她来回摇晃身体。“我爱你，宝贝，”她低声呢喃，此时婴儿的心跳开始缓慢地、一下一下地往下掉，“我爱你。”

当你真的面对面感受死亡，死亡并不缓慢。尽管缺氧，但婴儿的脉搏顽强地跳动着，出人意料地坚挺，伊娃没有停止晃动。五分钟。十分钟。十五分钟。最后，一切安静了下来。

由于长时间保持同一个站立姿势，伊娃浑身僵硬，她推开储藏室的门，出现在明亮刺眼的走廊上。她拖着脚，木然地走向护士站，手里还搂着那个被她裹得严严实实的婴儿。当她看到站在病历架旁的埃里克时，他提醒她去填好相关表格。“哦，别忘了给停尸房打电话。”他补充道，一边冲向大厅，一边查看寻呼机上的代码。他们的夜间值班刚刚开始，而病人正在不断增加。

伊娃不知道怎么给停尸房打电话，也不知道它在哪里；在儿科实习那会儿，她没和停尸房打过交道。终于，她问到了一个知道停尸房电话的护士。护士们早就经历过这一切，但对伊娃来说，这是她的第一次。婴儿夭折。

伊娃不太记得自己是怎么熬过那晚的，但她做到了。她必须这么做。因为只有她和埃里克，负责全医院所有十八岁以下的孩子的夜间照护。第二天，她又马不停蹄地赶去新生儿重症监护室，查看那里的早产儿和重症儿童，这些病人组成了整个州唯一一家教学医院的儿科住院病房。“我也许就是把那件事一股脑塞进了意识深处。”

几乎所有住院医生的实习期都在练习这么收拾创伤。他
103 们没有时间、场地或情感能量去探究这些经历是如何影响他们的。当然，制度环境对此类问题也没有展现开放的态度。

实习期快结束的时候，伊娃关注的只有如何救人性命，如何控制事态。距离她实习结束还剩两周时，一个四岁男孩因为

在湖中溺水，被救护车紧急送往医院。儿科小组立刻行动，对其进行抢救。

看到儿科急救代码和看到成人急救代码的感觉完全不同。我们内科医生参与的救治对象往往是老年及危重病人，他们身上有太多的医疗不幸，几乎注定了治疗的失败。大多数情况下，我们开始一场急救时，就知道这是在做无用功。

但在儿科，在你面前的是个孩子，还有七十、八十甚至九十年的未来，所以风险更高。此外，儿科的大多数急救病例并不是重病患者；他们是健康的病人，就像这个小男孩一样，是因为窒息或溺水而呼吸停止。他们的心脏、肺、肾脏还有大脑都处于完好无损的状态，如果能及时恢复呼吸，这些孩子都会非常健康、长寿。

除非，窒息或溺水的时间过长。大脑缺氧几秒钟，就会造成损伤。一两分钟内，脑细胞开始死亡。五分钟后，便是永久性损伤。十分钟后，生还的希望几乎为零。然而，儿童的身体往往比成人更有韧性，儿科医生在抢救过程中会牢牢抓住这一线生机不放。

伊娃的团队的确让这个男孩起死回生了，但不如说是成功地救回了他的身体。呼吸和血液循环得以恢复，但对大脑来说，为时已晚。

在实习期的最后两周，伊娃在重症监护室里尽职尽责地照料这个昏迷孩子的身体。男孩柔顺的金发、蓝色的眼睛和天使般的脸庞，都还维持着健康的样子。这是一个悲剧性的病例，肉眼可见的痛苦无处不在，但伊娃没有一丝情绪波动。

这家人从得克萨斯州来，他们在那里的一个豪华湖边度假
104 村参加婚礼。母子两人一起站在码头上。当母亲去上厕所的时候，儿子掉进了冰冷无情的尚普兰湖。当听到男孩母亲发出那令人毛骨悚然的哀号——“我是……一个……不称职的……妈妈”——接着是哽咽的哭泣声，回荡在整个重症监护室里，伊娃还是没有流一滴眼泪。她的外壳已经坚硬。

这家人每天都会带很多男孩的照片来医院，贴在他的病房里。这是个富裕的家庭，照片上的小男孩在宽阔的草坪上嬉戏，骑着他的小马慢跑，在私家游艇上玩耍，整个人散发着光芒。“老天啊，”伊娃每次走进病房，看到新添的田园诗般的照片，就会自言自语，“别拿他当真正的孩子。”

“我只想拿他当一组需要保持平衡的电解质，”伊娃说，“我仅仅需要调整排泄设置。”为了逃避感情，做什么都可以。然而，男孩的母亲总要拉着伊娃一起聊她的儿子，聊他真实生活中的样子。“他喜欢说法语，”她说，“足球是他最爱的运动。”伊娃只得尽量避开，不进这个房间。

“在我照顾男孩的两周时间里，我对他以及他的家人毫无感觉，”伊娃回忆道，“我的住院医生实习即将结束，我就要脱离苦海，不用一直面对夭折的或即将夭折的孩子了。我下定决心，扛过眼前的这一切。”

但这谈何容易。溺水男孩的隔壁病房住着一个三个月大的早产儿。这三个月的生存对她而言荆棘丛生，层出不穷的并发

症让她受尽磨难。婴儿出现紧急情况时，儿科团队全力对其实施抢救，但由于缺乏静脉注射的通道，抢救陷入困境。（婴儿的静脉非常细，早产儿的更是如此。）抢救还在继续，医生们越来越紧张。伊娃最后一搏，直接将一针肾上腺素刺入婴儿心脏。奇迹出现了，她的脉搏恢复了。呼吸也恢复了。当伊娃抬头看钟时发现，竟然已经过去十五分钟了。再一次，身体被救了回来，但住在这身体里的灵魂没有了任何反应。

伊娃在和婴儿的母亲沟通抢救细节时解释了心内注射，并说明虽然婴儿的生命体征恢复了，但神经功能并没有恢复。这 105
个母亲痛苦地质问："你为什么要那么做？"

刚开始，伊娃被这种反应震住了——毕竟，伊娃救了她的孩子。但后来伊娃意识到，自己刚刚给这个母亲下了将终生在地狱里挣扎的判决书——照顾一个永远无法康复的植物人。伊娃希望时光能倒流，那一剂让这个家庭陷入长久噩梦的注射，她会取消。但眼下，他们活在新生儿重症监护室的怪诞现实里，无处躲藏。

伊娃知道自己需要从重症儿童的世界里脱离出来，所以她决定在儿科住院医生实习结束后转去儿童精神科。然而，这又需要她先成为成人精神科住院医生。

伊娃说："我的病人从天真的婴儿变成了挥斧头的凶手。"她的一个病人最近刚从瑞克斯岛监狱释放出来，他在急诊室大厅走来走去，喃喃自语："我没有强奸那个女人。我没有强奸她。"事实是，他并非因强奸入狱，而是因社工没有及时给他送去残疾补助支票，被他用斧头砍了脑袋。

现在伊娃残存的共情已经被消磨殆尽了。一次，凌晨3点她接到呼叫，要她去检查一个从病床上摔下来的酒鬼的头部。她按惯例给病人做了相关检查，还预约了颅脑CT，但她知道自己内心毫无波澜。“在那一刻，我真的完全不在乎他是不是在流血。”她说。正是那时，她意识到自己不能再这样下去了。她在精神科住院医生第一年的中途退出了，接下来的三个月，她“进入了冬眠状态”。

在那段冬眠期的某一天，伊娃去看了一次日场电影，这是她自童年以来从未有过的放纵。她一个人去的，就是想在轻松的好莱坞电影中休息一下。电影里有一个场景：一个孩子慢悠悠地向深水中漂流，随着氧气持续地排出，她的嘴里吐出一个个小气泡。孩子的头发被水流缓缓拂开，露出水下折射的阳光
106 照得闪闪发亮的脸庞。当然，这个孩子不是真的溺水；毕竟这是一部喜剧电影。但在伊娃眼里，女孩越沉越深，在令人痛苦的慢动作中不断下沉。伊娃几乎可以看到女孩的心电图逐渐变成一条直线，心脏因为缺氧开始衰竭。

伊娃打了个寒战。几秒后，她开始不由自主地抽泣，在天鹅绒座椅里颤抖不停。忽然间，熟悉的一切都回来了——金发碧眼的溺水男孩，母亲在抢救后发出的痛苦哀号，靠呼吸机维持的僵硬的躯体。她拼命在口袋里找纸巾，但一张也没有。

她用袖子捂住眼睛，想要止住涟涟的泪水。电影已经转到搞笑的场景，但伊娃还在号啕大哭。其他观众会怎么看她？

这就像退伍老兵经历的创伤后应激障碍一样——一个简单的场景或声音就能让痛苦的回忆卷土重来，冲破灵魂苦心打造的防护堤。

伊娃的住院医生实习实在是一段创伤经历，在那种情况下，人只能机械地求生。由此带来的创伤后应激障碍也是实实在在的。创伤后应激障碍的典型症状是噩梦、闪回、情感麻木，以及过度的惊吓反应。伊娃都经历过。她说起自己曾经的一个噩梦：梦里她是一个早产儿，被捆绑着放在刺眼的灯光下，人们手持静脉注射器、胸管、气管内管、脐插管向她刺来。（她时常想，那些早产儿会不会因为他们所受的创伤，也多少有些创伤后应激障碍呢？）

她说："实习期结束后的很多年里，只要听到寻呼机的声音，我的心就会猛地一跳，马上激起或战或逃的反应。"即便在很久之后，她到了私人诊所工作，那里寻呼机的声音不再意味着抢救一个危重病童，而是必须回复的一通来电而已，她的神经也仍会因此紧绷。

当我听伊娃讲述这些经历的时候，那种时隐时现的哀恸让我印象深刻。垂死的婴儿、哀悼的父母、变成植物人的孩子，他们的悲伤那么巨大，让人无法忽视。然而，医学文化没为探 107
讨这个问题留出太多空间。确实，在伊娃那种节奏快到窒息的住院医生实习期里，对日复一日涌动的悲伤有所察觉几乎没有可能。也难怪当她坐在电影院里时，她的情绪终于爆发出来了。

对于任何面对悲剧的人来说，哀恸都是一种无法抵抗的情绪，但令人惊讶的是，虽然医学界比其他行业更容易接触死亡，但哀恸在这里得到的关注少之又少。考察哀恸的本质及其对医生的影响的研究为数不多，其中一项围绕肿瘤科医生展开。[1]就肿瘤科的本质来说，死亡是其日常工作中重要的组成部分。尽管在治疗方面肿瘤科已取得长足的进步，但癌症仍然是死亡最常出没的舞台。大量对肿瘤科医生的采访都可以证明一点：在他们的生活中，悲伤无处不在。

几乎每一个参与这项研究的医生都谈到，他们会将悲伤与自己的日常工作和个人生活分割开来。然而，这种策略没什么用，是该研究最令人意外的结论。作者写道，悲伤“无处不在，它们会粘在下班回家的医生的衣服上，会从病房的门缝底下溜出来”。

哀恸对这些医生产生了巨大的影响，渗透他们的个人生活，耗尽他们内在的力量。“感到身体被碾碎了，”一个医生说，他每周都要面对一到两个死亡病例，“我需要很长时间才能从中走出来。”

死亡无处不在，常常让肿瘤科医生陷入无尽的悲伤，不仅仅是为已经病故的病人，也为那些他们知道时日已经不多的病人。另一名医生说：“我有好几周都不想去上班，因为我知道自己去了就会看到那些情况糟糕的病人。”

哀恸折磨着这些医生，分散了他们对自己的家庭的注意力，也分散了他们对自己的病人的注意力。许多研究报告称，医生不再与病人进行情感交流，病人也注意到他们并没有全身心投入。

对医疗而言，最严峻的问题是这种哀恸直接影响了医生的 108
治疗方式。一些医生在报告中透露，当他们经历了一个他们认为是“失败”的死亡病例后，他们会过度治疗接下来的几个病人。相反，如果他们目睹了看似不必要的痛苦，他们就会在接下来的几个病人身上有所退缩，摒弃积极的治疗，即便积极治疗可能是有必要的。

这并不是说哀恸是坏事。恰恰相反，它是一种原始情感，是人类的一个重要特质。在针对肿瘤科的研究中，许多医生都承认，哀恸为他们提供了新的生命观，让他们因医学的局限性而心生谦卑。因此，许多人加倍地投入医疗事业，加深了他们对家庭和健康体魄的感激之情。医生们没有一丝想要抹杀为病人之痛而痛的意思；他们认识到，感知哀恸的能力对保持自我至关重要。只是有一点非常明确，必须要对这种无所不在的情绪做点什么，以某种方式接纳它，让它融入而不是压垮他们的生活。

悲伤和哀恸永远不会离开医疗，当然，也不应该离开。疾病和死亡是医疗不可分割的一部分，如果没有悲伤和哀恸这些反应，那么医生不过是开处方的机器人罢了。正如伊娃所描述的那样，问题出在大多数时候哀恸并不被承认。由于没有时间、空间让悲伤得到应有的回应，倦怠、麻木、创伤后应激障碍，以及有偏差的治疗方案都成为潜在的风险。

医学界正在逐步解决这个问题。在罗切斯特大学，由一名肿瘤科医生、一名姑息治疗专家和一名牧师代表共同主持的员工支持小组会定期组织会议。[2]这个小组面向所有和癌症患者打交道的人，从行政秘书到社工，从护士到资深医师。但对肿瘤科研究员和接受培训的肿瘤科医生来说则是强制性的。让小组活动成为研究员的必修课——就像他们必须参加的会议、查房、门诊一样——发出了一个明确的信号，即对医学情感层面
109 的学习是医学培训的一个重要方面，而不是可有可无的小事。它不仅影响到作为一名医生的你，也影响到作为一个人的你。

支持小组让所有参与者对他们一直郁结不解的，特别是那些关乎病人死亡和哀恸的问题进行讨论。大家分享了应对方法，并强调了自我保护。关注个人需求并不是自私的行为；相反，这是负责任的医生为了尽最大努力照顾病人而做的事情。而且，留出时间来悼念去世的病人也非常重要。参与者可以提供亡者的名单，小组成员一起默哀。

我在想，如果伊娃在儿科实习期间能得到这样的支持，事情会怎样发展。当一名年轻的实习医生目睹一个注定救不活的新生儿死在她怀里，这时如果能有一名技术娴熟、共情力强的上级领导花点时间了解此事对她的意义，那么她可能会更好地帮到那个溺水男孩的母亲。如果该项目能为学员提供足够的空间释放紧张情绪，伊娃可能就不会在电影院里爆发创伤后应激障碍了。

现在，伊娃在普儿科诊所工作，生活节奏平缓很多。没有早产儿的急诊呼叫，没有因癌症夭折的小孩，没有要上呼吸机的婴儿。然而，从住院医生到普儿科医生，思维方式的转变是非常明显的，有点类似于从一个太阳系降落到另一个太阳系。

“当我结束住院医生实习的时候，我可以凭记忆说出一个住院二十四周的病人每天需要输液多少毫升，”她说，“我可以一只手绑在身后操作鞘内化疗。但如果问我如何给婴儿做如厕训练，或者让他们一觉睡到天亮，我就会像被车灯照亮的小鹿一样呆若木鸡。”

后来，她终于搞清楚了普儿科的每个细节，知道如何解决新生儿父母在面对出牙、尿布疹和婴儿配方奶粉时的焦虑。疫苗接种和校园体检的平淡节奏抚慰了她的身心。在这里，生病就是喉咙痛或者耳朵感染，而不再是危重的白血病。这就是普儿科的美妙之处——即使你什么都不做，一切也会好转。 110

但住院医生实习期的经历在她心里留下了阴影，影响了她的行医风格。多年后，伊娃参与了一个患有阿博特综合征的婴儿的分娩。这样的婴儿有严重的面部和颅骨畸形，手指和脚趾像连指手套一样融在一起。然而，与波特综合征不同的是，这不会立即危及生命。患有阿博特综合征的婴儿在幼年期需要进行多次矫正手术，但通常他们出生时不会有什么生命危险。

在这个案例中，婴儿的家庭已经做好了准备。父母知道孩子出生时会是什么样子，也明白在接下来的几个月里，他们将不得不开启一段艰辛的治疗之旅。可是，在孩子出生仅几个小时后，婴儿的祖父——一名医学博士——叫住了伊娃。他坚持要把孩子转到一家有神经外科的医院。“这个孩子需要马上看神经外科医生。”他吼道。

伊娃被这个祖父的坚持吓了一跳。手术很重要，但不需要马上就做。她知道转院会造成混乱。这家人先要从一家医院顺利出院，安排车辆，把新生儿和产妇送上救护车，然后再到另外一家医院走入院流程。需要处理保险，打各种电话，做各种评估。验血和X光检查也要重做。他们还需要跟新的医生和护士会面，协商和了解新的治疗流程。这对于刚刚经历分娩折磨而疲惫不堪的父母来说是个巨大的挑战，他们要把对新生儿的注意力转移到文书准备上。

“孩子确实需要看神经外科医生，”伊娃回答，“但目前还没有必要。”她想到在储藏室里的婴儿，想到产房里惊恐万分、用手捂住双眼的父母。“现在最重要的是让父母和宝宝建立联系。”

祖父站在原地一动不动。“他看着我，好像我是个大白
111 痴。”伊娃回忆道，仿佛她刚才给他孙子的建议是去看巫医、敷大蒜。不过伊娃仍然坚持自己的立场。她为这个有严重畸形的婴儿，为有那么多事要处理的父母感到无比难过。但此刻，储藏室里那个在她怀中死去的婴儿带给她的哀恸似乎冒了出来，引领着她，告诉她要怎么做。这个新生儿不会被剥夺享受父母之爱的机会，他的父母也不会失去这难能可贵的亲密时刻。在接下来的几个月乃至几年中，治疗将占据大部分的时间，在面对这种冲击之前，父母和孩子理应受到保护，暂且喘息一下。伊娃顶住了压力，把婴儿和家属都留了下来。

还有一次，伊娃被叫去做新生儿评分。这个家庭有一名固定的儿科医生，会在他们出院后立刻接手，伊娃是这个周末的驻院儿科医生，负责婴儿最初几天的照护工作。

在检查婴儿的时候，她注意到孩子的眼睛向下倾斜，耳朵位置略低。这是唐氏综合征吗？悲伤在她的心上划出一道口子。这个孩子，她会面临一生的挑战吗？她的父母此刻还在新生命到来的喜悦中，他们能否接受这个噩耗？虽然唐氏综合征只有通过染色体分析才能确诊，但儿科医生所做的婴儿体检往往是第一个发现哪里可能出了问题的。而此刻，孩子的眼睛就是向下斜着。伊娃感到自己的灵魂发出了一声哀叹。

但她转念一想，孩子父亲的眼睛也有点倾斜，或许这只是家族特征而已。她坚持积极的想法。孩子的耳朵的确有点低，但不是特别低。她还检查了脖子，看到了典型的蹼状颈。但或许这只是婴儿肥？

伊娃在脑子里反复思考着孩子的身体特征。在她的灵魂深处，悲伤与乐观来回交替。她是要把这痛苦的消息传达给女婴的父母，还是单纯地祝贺他们喜获千金？孩子的一些特征提示她可能患有唐氏综合征，但它们确实不符合教科书上的示例图片。伊娃知道，她的怀疑很可能毫无根据，需要进行染色体分析才能确诊，但这需要一点时间。伊娃在权衡，该不该现在就 112
把自己的怀疑告诉孩子的父母。

如果她错了呢，如果她只是在体检时过于谨慎了呢？父母可能会在这段特殊的亲密时间里承受巨大的痛苦，而这一切完全没有必要。

也许所有的事可以等上几天，直到这家人见到他们认识多年的儿科医生，后者可以有更多的时间来陪伴他们。如果由一个他们几乎不认识的，只是在清早短暂查房的医生来告诉他们这个痛苦的消息，那就太糟糕了……尤其是在这个消息有可能是误诊的情况下。

就临床治疗而言，几天的空当并不重要。唐氏综合征无须立即展开治疗；事实上，它通常只需要简单的治疗即可。更多的是需要了解患病之后的生活是什么样子，从了解语言治疗、物理治疗、家庭和社会服务开始。整个过程需要几个月甚至几年的时间。几天改变不了什么。

“我走来走去，”伊娃回忆说，“但因为我不能百分百确定是不是唐氏综合征，而且看上去他们还要等上几天才会见到自己的儿科医生。为什么不能让他们多享受一点和他们的小女儿在一起相亲相爱的时光呢？如果真的是唐氏综合征，他们会从自己的医生那里知道。晚几天不会有什么不同。所以我对他们说，‘恭喜你们——是个美丽的女孩’。”

伊娃看着父母依偎在孩子身旁，带着被新生儿唤起的纯粹的、无一丝杂质的爱意，凝视着她的眼睛。这是一个纯洁的时刻，而且只有一次。以后体会到的是其他的情感。伊娃又想起那个在储藏室死去的孩子，她对自己暂时放下怀疑的决定感到安心。

一周后，伊娃给儿科医生打电话，询问事情的进展。结果发现，染色体测试证实了唐氏综合征。伊娃感到心被揪了起来。对这个孩子和她的父母来说，生活肯定会变得艰难。当然，这不是癌症，也不是波特综合征，甚至不是阿博特综合

征，但他们仍有很长的路要走。她为他们，为他们现在正经历 113
的震动和困惑而感到难过。得知自己的孩子有问题，这并不是一件容易接受的事情。不过，她希望父母——和他们的孩子——都能从那几天的无忧无虑中获得些什么。在挑战开始之前，享受几天纯粹的快乐。

儿科医生带着难以置信的口吻问道："你怎么能让他们在离开医院的时候，以为自己拥有一个健康的孩子？"话里的敌意明确无误。

"但他们的的确确有一个健康的孩子，"伊娃回答，"一个健康的，恰好患有唐氏综合征的孩子。"

电话那头是一阵沉默。

艾萨克·爱德华兹是那种越接触就越让人喜欢的病人。因为想修复自己垒球大小的腹股沟疝，他来我这儿就医，但在他的血压稳定之前，外科医生无法进行手术。那天他虽然服用了五种药物，但血压还是高达 215/110。从遇到他的第一天开始，我就知道这件事有点棘手。

爱德华兹曾吸食过海洛因，不过他已在 20 世纪 70 年代戒掉了毒品（和美沙酮）。整个 80 年代，他在监狱里度过，但自那以后，他洗心革面，过着清醒、平静的生活。入狱前他离了婚，在被监禁期间，与他的四个孩子都失去了联系。

爱德华兹先生身高五英尺六英寸，身材瘦削、结实，一头灰白短发，声音沙哑而独特。"奥弗里小姐，"他总是在候诊室里这么叫我，这种称呼方式非常可爱，既有南方人的礼貌，又有布朗克斯区特有的随意。他像一只怪鸟，偶尔出现，带着一个紧急的用药问题或者一张写着问题的小纸片。有时，他会错过验血，或者弄丢一瓶药。有时，则是处方被偷了，看诊时间记混了。

一开始，我以为他会是那种一路疯狂下去的前成瘾者。可他总有办法解决问题，即便最终的结果稍有偏差。我越发尊重他，他重视自己的健康，努力做着正确的事。

114 他的粗犷魅力吸引着我，看到他总让我很高兴，尽管我也会因为他忘记做心电图或是错过和营养师的会面而感到失望。虽然我并不十分相信他可以把所有事情都安排好，但爱德华兹先生有一套自给自足的章法。他在布朗克斯的住址有一段时间没变了——对于他这样的情况而言，固定住址不是必需——只是他的电话时有服务时没有，通常这与他是否有工作相关。

我们花了一年的时间，历尽艰辛，用不断调整的、复杂的药物治疗方案来控制他的血压。我几乎每个月都和爱德华兹先生见面，直到他的血压终于从 200 多降到 180 多，再降到 160 多。这是可以接受外科手术的血压水平，我们两个人都欣喜不已。在病历上写下代表胜利的术前评估单后，我把他送回外科，为他安排他等待已久的疝气手术。

他等了好几周才见到外科医生，制定日程，并做了费用上的准备，而手术日期也终于确定下来。我们向成功迈出了实质性的一步，为此我开心极了。我们将切除这个困扰他多年的巨大疝气了。

然而这个手术根本没有实施。

“我临阵退缩了。”爱德华兹先生在回到我的诊室预约下一次面诊时，怯生生地告诉我。

“你说什么？”我大吃一惊，想到为了能让他动这次手术，我们双方都付出了多少努力和时间。

他低下头，脸上露出遗憾的表情。“我怕针头，奥弗里小姐。”

“怕针头？”我惊讶道，“你可是比外科医生更会用针头。你怎么会害怕？”

他的头左右摇摆。“不可以有针头，绝对不行。一旦戒掉海洛因，就没办法再看针头了。当医生告诉我，为了手术要接受静脉注射时……”他在这里停了下来，一时间，面对脑海中的注射画面，他似乎招架不住了。

我再次张开嘴，想说点什么，但又闭上了。我意识到自己 115
必须把诧异收起来。这就是他的现实。不管在我看来有多么不合理，我也必须予以尊重。艾萨克·爱德华兹才是那个曾与海洛因和美沙酮做斗争的人。他被恐惧击垮的心情，我深感同情。

在接下来的一年里，除高血压外，糖尿病也悄悄找上了他。他的治疗方案中又增加了几种药物。当然，因为针头的问题，胰岛素是肯定不行的。他的血糖不断攀升，我清楚我们很快就要面临困境。

高血压和糖尿病对他的肾脏造成了伤害，肾功能正在逐步下降。生活只会越发艰难。我对爱德华兹先生实话实说，未来他很可能需要进行透析。肾脏科医生则仍怀抱希望，认为可能是高血压和糖尿病以外的什么因素影响了他的肾脏，如果是这样的话，有概率存在其他的治疗方法，至少可以将他做透析的时间再延缓几年。

要确定这个诊断，就必须要做肾活检，但爱德华兹先生对此非常害怕。“那根针，”他说，他对自己的恐惧摇了摇头，“我受不了再打一针，奥弗里小姐。”

我告诉他，每周三次的透析针头要比只做一次的活检厉害得多，如果我们能推迟几年再做透析，他的生活会真正得到改变。我缠着他，逼着他，哄着他，直到他终于预约了活检。但他没有出现。我们安排了三次，三次他都没来。肾脏科医生放弃了。

在高血压、糖尿病和肾病中，腹股沟疝——他最早的健康问题——到头来却被搁置了。爱德华兹先生不再抱怨疝气，我也不再在面诊的时候对它进行检查，因为总有一个更紧急的问题需要我们的关注。一次，他对一种糖尿病药物产生了严重的药物反应，最终导致肺水肿住院。之后，可能因为肾脏的问题，他的腿毫不犹豫地肿了起来。血糖也在逐步上升，我给他看病的时候，一直在给他灌输使用胰岛素的必要性。

116 “你在白费力气，奥弗里小姐，”他苦笑着对我说，“我知道你很忙，你应该把精力放在更有价值的事情上。”

但我决心要瓦解他的抵抗，捍卫他的健康。我不想让他因为害怕针头而失去生命。最终，我做到了，我觉得这是堪比奥运十项全能的医疗成就：我向爱德华兹推荐了胰岛素笔，一种新兴的给药方法，它看上去不像注射器，也不像任何和毒品有关的设备。它的针头很小，当我说服他试一试的时候——我先把针扎进了自己的手臂——他同意了我的说法：的确没有针刺的感觉。

一开始他的情况非常危险，但经过几个月的劝说和鼓励，爱德华兹开始每晚使用胰岛素笔注射胰岛素，尽管剂量很小，几乎等同于安慰剂。我的计划是，一旦他克服了实际使用胰岛素的心理障碍，就开始滴定剂量来控制他的血糖。虽然这无法逆转他的肾病，但可能会减缓病情的发展，为他在透析前赢得一点时间。在慢性病的世界里，成功很难，可我觉得他和我有资格获得一枚金牌。

电话是在一个周四的下午打来的。那天是我的带教日，我正在应付六七个实习医生和住院医生，一堆药要发，各种表格要填，还有烦人的预授权。电话那头的女士自我介绍说她是布鲁克林一家医院的社工。“你是艾萨克·爱德华兹的医生吗？”

“是的，”我笑着回答，“是我……我是奥弗里小姐。”我一边说，一边在三张处方上签字盖章。

“很抱歉，我们花了这么长时间才找到你，”她说，“只是爱德华兹先生没有留下任何近亲的联系方式，也没有留下任何医生的名字。”

近亲？我的章从指间滑落。她在说什么？

“这一切发生得太快了，”她说，“而且我们在他的钱包里

117 找不到任何线索。没人来认领尸体。我这一周都在打电话，终于顺藤摸瓜找到了你。”

当我意识到她在说什么的时候，我的胃紧缩成一团，像打了个死结。“发生了什么？”我对着电话结结巴巴地问，“肾衰竭？心脏病发作？中风？”

她拒绝透露医疗细节，但帮我接通了一名外科医生。这位医生告诉我：“周五，他因为剧烈的腹痛入院。”外科医生说话的时候，我从电脑上调出了爱德华兹先生的病历。我看到他在距去世还有四十八小时的时候刚来过我们的诊所，按处方重新配了药。一名助理医生给他开药，并提醒他下个月和我的面诊。

显然爱德华兹先生是因为疼痛而晕倒在了大街上，随后被救护车送往最近的医院，CT 显示他的腹部有流动的空气，这是肠道破裂的不祥征兆。

“我们直接把他送进了手术室，”外科医生说，“我们在他的腹股沟疝气那里发现了一个坏疽肠结。”

那个疝气！在与高血压、糖尿病、肾病进行殊死搏斗后，那个该死的疝气又回来纠缠我们。这太可怕，太不公平了，我感到自己的身体里充满了愤怒。

“我们切除了坏死的肠道，术后他看起来恢复得很好，”外科医生继续说道，“但第二天早上，也就是上周六，他就不行了，医生们没能把他救回来。可能是由于心脏病发作或肺栓塞。我们无法确定。我想做尸检，但医院不让。”

社工又回到电话线上。“我们从上周六开始就一直在找他的亲戚，哪怕一个朋友也好。可貌似一个人都没有，”她说，“在我们的停尸房里，无人认领的尸体只能放这么点时间。最后我们不得不把他送到波特墓园去。”

我的愤怒消失了，取而代之的是心痛。波特墓园，通常被称作公墓，是长岛海峡的一个孤立小岛，自内战以来，那里埋葬的都是无人认领的纽约人。安葬爱德华兹先生的将是莱克斯 118
岛的囚犯们。

“您知道他有什么亲戚吗？”社工问我。

三年前，我们第一次见面的时候，我问过他的全部经历，他告诉我，自己与前妻还有四个孩子已经三十多年不怎么来往了。他没和谁约会过，也没有提及生活里的什么人。

“你难道没问过他吗？”社工追问，“万一他出了什么事，你该联系谁？”

我感到一阵尴尬。现在回想起来，这个疏忽显而易见，但给一个能走、能说、能自力更生的成年人看门诊，和给一个危重症患者做住院治疗不一样，医生很少会问及病人的近亲有哪些。不过主要还是因为我们忙着处理他身上正在发生的问题，一直没能抽出时间来关心这件事。他难以控制的血压、糖尿病、肾活检、疝气手术，总能把每一次的门诊时间都挤得满满的。我们从来没有空余来谈论其他问题。我突然觉得无比内疚。

我在电话里想方设法拖着社工不挂电话，因为在情感上我清楚这将是我和爱德华兹先生的最后一次联系。事实上，这可能是人们最后一次想起爱德华兹先生，或者提到他的名字。等我挂断电话，一切就都结束了。外科医生和社工将继续为其他病人服务。爱德华兹先生只是他们庞大的医疗事业中的一个病例。

想到人会死，而无人为其哀悼，更不要说什么反思，甚至连反应都没有，这很恐怖。我突然发现，自己可能是这些年来唯一一个与爱德华兹先生有定期联系的人。我很想参加他的葬礼，为他做点什么，证明他的生活中有与他人的联系。但现在，没机会了。

最后，我结束了电话，但仍继续翻着他的病历，那是他活过的唯一明显的证据。我一遍又一遍地读着我对他所做的全部记录，他的肾、他的血糖、他的疝气、他对针头的恐惧，直到我因为悲伤而泪眼朦胧。

119 我深吸一口气，在病历上写下一段冰冷的死亡说明，这是他一生官方档案的最后补充。然后，我把其他的病历、处方都推到一边，把我能记得的关于爱德华兹先生的一切都记录下来，我突然迫切地要在这些记忆消逝之前把它们都落在纸上。

我把他的故事发表在《纽约时报》上，想借此给他某种正式的承认，一份他应得的哀悼。[3]我在文章中使用了他的真名——艾萨克·爱德华兹——抱着一线希望，但愿有人能认出他，但愿这个世界上还有其他人能和我一起，在记忆中留下一点他的影子，这样爱德华兹先生就不会一个人孤独地死去。

在他去世几周后，他的名字突然出现在我的门诊名单上，是他早就预约好的。我对那只把我的心攥了一把的爪子毫无防备。我站在门诊前台，盯着名单上的艾萨克·爱德华兹看，此时医疗世界的喧嚣在我周围高速旋转。这种冷漠就像是在我的伤口上撒盐。难道没有其他人看到发生了什么吗？难道没有人注意到一个人悄无声息地死去所带来的那种剧痛吗？那一刻，我闭锁在我的哀恸中，他的孤独离去让我悲痛不已。艾萨克·爱德华兹倒在了森林里，没有一个人听见。

哀恸不断地拖累着医生。我们和他人建立联系——和地球上所有相遇的人一样——但每隔一段时间，我们结交的伙伴就会死去，这在其他场合并不常见。悲伤贯穿在日常的医疗中，即便是医患之间的萍水相逢，也是如此。毕竟，我们面对的是疾病，而不是一些小过错、哲学观点，或是建筑基础。

有时，和病人的每一次碰面都像是死亡的倒计时。通常，这种想法会被我们拒斥死亡的本能巧妙地掩盖起来，但并非总是如此。无论是像伊娃这样的住院医生所要应对的创伤性死亡，还是肿瘤科那种源源不断的死亡，又或是爱德华兹先生那种形影单只、令人心碎的死亡，都是对人的持续的消磨。

凝视着名单上爱德华兹先生的名字许久之后，我呆呆地走回办公室，站在门口，无力打开门。一个病人正在里面候诊——他很有活力，却身患多种慢性疾病，其中的一种定会让他最终丧命。我不知道自己还可不可以再经历一次：投入，然后哀恸。

120 我想静静地坐着，为爱德华兹先生哀悼。我想让世界停下来几分钟，注目他的死亡。不仅仅是因为时隔一个月，这一切对我来说还是那么深刻，而是因为我觉得自己有义务、有责任记住他，因为没有其他人会这么做。我知道，等候在房间里的以及未来一拨又一拨的病人，他们各自沉痛的故事会压缩我对艾萨克·爱德华兹的记忆。就像孩子手里的气球，这些回忆会从我的掌心溜走，尽管我用足心思，但它们还是会悄然、凄凉地消失在无尽的虚空中。然后，就再没有人能想起他那古怪的魅力，他在生命的最后几年里所经受的考验和折磨，他那充满讽刺和悲剧性的死亡。

我不想重新开始——认识一个我可能会失去的人，拥有另一段可能超过艾萨克·爱德华兹的记忆——但我必须这么做。我心里清楚。这让我想起自己在考虑二胎时，一个同事对我说的话。我的头胎已经占据了我所有的爱和精力，再去爱另一个孩子似乎不可能了。我的同事——一位睿智的医生，也是三个孩子的父亲——让我安心。“你的容量只会变大，”他告诉我，“你的心会变大，有足够的空间去爱更多的人。”

我站在门前，想着这些话。从某种程度上，哀恸是爱的一个方面，是与人建立连接的能力的反映。因为心可以变大，可以容纳更多的爱，也可以容纳更多的哀恸。虽然我不愿再看到我的病人死去，但我知道不可避免。虽然我不愿生活中有更多哀恸，但我知道，那些带来哀恸的连接，也正是让我们——医生和病人——活下去的连接。

于是我闭上眼，深吸一口气，转动了门把手。

对医生而言，悲伤是工作的一部分。看着你的病人受苦，121
你会痛；看着他们死去，你会悲。当然，医疗也有快乐的部分——帮助病人康复，哪怕是帮助他们安然走向死亡的那种微小的快乐——但显然医疗中悲伤的部分占比最重。医生如何应对悲伤，对病人的医疗服务有重要的影响。如果哀恸被无情地压制，如同伊娃在做住院医生时经历的那样，结果可能导致麻木的医生无法投入新病人的救治。投入的缺乏会引发机械治疗，最好的情况是没有人情味，最坏的情况是技术拙劣。另一方面，医生被哀恸淹没，因巨大的痛苦而无法正常工作。在这两种情况下，极有可能发生职业倦怠，它会侵蚀医疗服务的质量。

应对悲伤没有完美的公式，也没有简单的算法可以教。在整合悲伤的同时，仍可以正常工作，奉献自我，这必定是个不断完善的过程。有点类似于两个线圈在旋转。悲伤的线圈从未停止缠绕——你总能察觉到你的病人正在受苦，你总能回忆起你失去的病人。另一个线圈是给新病人治疗的动力，对他们生命和健康的投入。虽然没有人愿意生活在哀恸中，但睿智和有经验的临床医生会告诉你，他们永远不希望这个线圈消失。它让人们一直对医疗怀有同情之心，让有幸进入他人生活的人明白其中的意义。

最终，这两个线圈会协同作用。悲伤引发的辛酸其实可以成为治疗下一个病人的动力。但这需要医生个人和周围的医疗世界共同去适应哀恸，并接受它应有的样子。

茱莉亚（四）

122 住进重症监护室后，茱莉亚这一年过得很辛苦。日常活动变得越发困难，尽管她仍在坚持不懈地努力。其间，她还短暂地住过几次院。每一次回家，她都更加虚弱，到家后会有所改善，但状态依旧不好。下坡路是真的开始了，她的心脏，还有我的。

多年来我一直担心的这一刻终于来了。每当她提起孩子们，无论是生日、圣餐还是毕业典礼，我的胸口就会感到一阵刺骨的寒意。这简直让人难以承受。

我意识到自己根本没法细想茱莉亚会死这件事。这么多年来，她的身体一直不错，这让我在内心深处产生抵触，以至于我说服自己，她永远不会死。我知道她的心脏已经不行了，但每隔一两个月，她就会出现在我的诊室复诊，看上去和前几次没有什么差别。年复一年。或许这就是所谓的既成事实。

就好像与我交好的是健康、强壮、不会死的茱莉亚。和任何被习惯支配的人一样，当长期的关系发生变化时，我没有做好心理准备。但随着时间的推移，我再也无法欺骗自己。那个健康的茱莉亚正从我眼前逐渐消失，当下的每一刻，她都在衰老、衰弱。

做点什么是医疗中的一大本能，我发现自己在疯狂地重新调整她的药物，重新检查她的化验结果，重新考量她的整体治疗方案。我能感到自己被恐惧笼罩，但我决心领先一步。如果 123
我能更努力地想，更快速地想，更聪明地想，我就可以阻止死亡的发生。

但我不过是在白费力气。我心里清楚，却无法阻止自己。茱莉亚衰竭的心脏有股洪荒之力，无论我做什么，它都拉着她不断往下坠。是时候准备了。

茱莉亚绝口不谈“它”，但我们的聊天帮我及时了解各种情况。她的妹妹克拉丽贝尔在帮她带孩子，还接手了很多日常琐事。显然，克拉丽贝尔将成为孩子们最终的监护人。

茱莉亚还得到了她的房东埃内斯托的援助，埃内斯托是一个善良的古巴流亡人士，他为自己的这个危地马拉房客提供了庇护。所有体力活都是他在帮忙干，这样茱莉亚就不会过度劳累了。在她资金短缺的时候，他甚至垫付了几次房租。慢慢地，在茱莉亚孩子们的眼里，埃内斯托就是家里的另一位舅舅。

这样的关系网络让我安心，如果病情恶化，茱莉亚不会孤单，而到那个时候，露西塔和瓦斯科也会得到爱的照顾。但是，想到总有一天，茱莉亚会不存于世，我就无法接受。

有一个概念叫预期哀恸，即一个人在实际事件——死亡、离婚、失业——发生之前就开始感到悲伤。一些心理学家认为，这是人对即将面临的损失进行自我调试的方式，是对即将经历的情绪的“预演”。对某些人来说，这是一种梳理尚未解决的问题，并考虑如何结束的方式。

但我没有任何感觉。一丝都没有！即将到来的哀恸本身已经够可怕的了。我不想提前开始我的痛苦。因此，我只能咬牙强忍着泪，眼睁睁看着我亲爱的茱莉亚在我面前一天天地衰弱下去。

第五章　羞愧难当

就在实习结束的两周后，我差点害死一个病人。7 月是我 124
在贝尔维尤医院第二年实习的开始，也是我第一次全权负责一个病人的治疗。

我的病人入院时患有旺炽性 DKA，也就是糖尿病酮症酸中毒，这种疾病危及生命，胰岛素的缺乏会引发严重的代谢问题。这是一个典型的贝尔维尤 DKA 病例：病人在一次小型毒品交易中被捕，然后被扔进了纽约警察局的拘留所，没法使用胰岛素。他干坐在里面，而他的血糖正在步步攀升，快到天上了。当他开始呕吐，话也说不清时，警察把他送来了急诊室。

我们置身于旧贝尔维尤急诊室的一个狭窄、喧闹的角落，紧挨着创伤槽。有一张狭窄的办公桌，上面堆满了 X 光片、病历、咖啡杯、听诊器和行政人员的臀大肌，他们坐在那里试图处理医疗事务，但急救员把枪伤和车祸的人推了过来。

我的实习生在等着我指导，他的医学博士文凭上的墨水还没干透，而我只比他多一年的经验。我为病人安排了胰岛素注射。DKA 是一种罕见病，但让人高兴的是，病人已经达到了临界点，通过成熟的胰岛素疗法，很容易被治愈。当我们看到病人逐渐恢复意识，变得暴躁，且要求来双份餐食时，我感到满心的骄傲。

125 病人的血糖恢复了。我雄赳赳气昂昂地把一张“静脉注射胰岛素”的单子递给护士，正式宣布我们的病人痊愈了。

护士从我手中接过单子，一边把一瓶生理盐水递给另一位住院医生。“你要在停止点滴前注射长效胰岛素吗？”她问我，与此同时，医务人员又递给她两张表格。

我想了想。我们已用胰岛素精心治疗了八小时，为什么还要用长效胰岛素呢？“不了，”我说，我回过头看着实习生，打算利用这个教学机会，“如果我们用长效胰岛素把他压得太紧，胰岛素就会在他体内停留上几个小时，血糖可能会降到最低点。我们还是继续每隔一小时检查一次他的血糖，需要的时候再给他注射短效胰岛素。”

护士听了，微微挑了挑眉。

实习生对我点点头——我的逻辑很清楚。护士则耸耸肩，继续回去做她的事了。

我的逻辑的确很清楚。也很错误。一脱离教科书便错了。要治疗 DKA，就**应该**在停止输液前注射长效胰岛素，否则病人很快又会回到 DKA 的状态，这恰恰就是我们的病人接下来要经历的。

当血检显示病人的钾和酸的 pH 值都上升到了危险水平，我立刻打电话求助高年级的住院医生。

我和实习生战战兢兢地站在一边，高年级住院医生正在仔细查看那些指标。她蹙眉了三秒钟，然后狠狠剜了我一眼。“你在关掉点滴前，没有给他注射长效胰岛素吗？”她质问道，“再这样下去，他会昏迷的！接下来的事你也懂，我们要开始抢救了。”

我试图解释我们治疗方案的合理性，以及其中的逻辑推理——难道不是吗？——我们不应该用长效药物来破坏刚稳定的病情，不希望病人因为我们把血糖压得太低而反受其害，我们……

我的话开始自相矛盾，在她冰冷强硬的注视下，我渐渐语
无伦次，直到我发不出任何声音。又一个外伤病人被推了进来， 126
几个外科医生从我们身边匆匆跑过，他们争相喊着各种指令。

“你在想什么？”高年级住院医生问，平日里她那悦耳的声音现在听上去就像个教官的训话。

我站在那里一动不动，我的脑细胞正在慢慢地化成渣滓。

“你到底在想什么？”她又问了一遍，怒斥声响彻整个急诊室，即便我们周围嘈杂一片。到处都是危在旦夕的人，而她显然不会就此放过我。

我连小声答复都不能，因为我知道刚才那个对我信赖有加、点头回应的实习生正站在离我不到四英尺的地方。急诊室空间狭小，不断有穿着手术衣的医生和我擦肩而过，我却觉得

自己和他们隔着一道鸿沟，就好像我是一个刚刚膀胱失禁的人，站在一摊越来越大、让人难堪的水洼里。我无法启动认知功能，连一个单音节的词都发不出来，更不要说提供一个合理的解释了。

我之前在想些什么？

难道我完全忘了关于长效胰岛素的那部分内容吗？难道我理解错了课本吗？难道我在讲 DKA 的课上睡着了吗？难道是我不够聪明，不配当医生吗？

高年级住院医生盯着我，等着我的回答。我清楚自己犯了一个错误，但这样长时间的痛苦——度秒如年——并没有帮助我更好地了解所发生的可怕事实。

要是我的实习生没有站在我边上就好了。一个人的话，我也许还能接受她的合理训斥，但当着他的面，我羞愧难当。

高年级住院医生一把从我手中夺过笔，怒气冲冲地写下指令，要求重新进行胰岛素滴注，加一针长效胰岛素，同时补充一剂钙和碳酸氢盐，以避免因钾和 pH 值过低而导致心搏骤停。有那么一瞬间，我以为她要抢走我的病人。

当她最后离开的时候，我甚至都不敢抬头看我的实习生。
127 我只想躲到一块大石头下哭泣。但我不能。因为还有一个实习生在等我指导，一个病人在等我治疗。

“我们，呃，去检查一下病人的输液状态，”我结结巴巴地说，脸颊烫到让我连话都说不利索，“然后再拉一组化验数据。”

“收到。”实习生回答。他平静地撕开纱布垫，拿出酒精棉球，给试管贴上标签。正是这些常规举动让我再次活了过来。他完全无异于平日的行为是对我的同情，我一辈子都不会忘记。他所迸发出的人性火花让我重新振作起来，我们又回到病人身边，得以——再一次——把他从 DKA 的病痛中拯救出来。两天后，这个病人由警察接回。

高年级住院医生实习毕业后，出去找了另一份工作。而实习生成了一名优秀的私人诊所医生。我则在贝尔维尤继续深造。从那天起，我再也没有忘记在停止胰岛素滴注前先注射长效胰岛素。

吸取教训。医生接受再教育。错误永不再犯。

病人没事，没有任何不良反应。险情及时被督导制中更有经验的医生发现。

事情结束。

但应该如此吗？

当然，在那个年代，就是这样处理险情和失误的。如果它发生在今天，结局可能不同。如果现在我是当时的那位住院医生，我的团队（可能还有风险管理部门）会与病人接洽，告知他发生了一个可能会危及其生命安全的医疗失误（虽然从结果来看是虚惊一场），并向他致以歉意；他还会被告知，医院及医生将承担全部责任。

这种新方法一般被称为全面披露政策，最初是为了控制医院螺旋式增长的医疗事故诉讼。但人们也意识到这件事本身就是正确的，承认和道歉对病人（或许更是对医生）从医疗失误的创伤中恢复过来具有意义。

128 现在作为一名比较有资历的医生，我接受这种做法，因为它合乎执业伦理。但作为一个初出茅庐的小医生，在丢脸丢到家后，我已经想象不出还有什么能比这更可怕的了。我宁愿去嘉年华玩上十次那种脚下的地板飞速下坠的同时，身体被甩到桶壁上的刺激游戏。

承担责任并不是最难的，我已经做到了。那起事故后，有好几周我都在鞭挞自己没用的大脑，斥责自己愚蠢的行为。可一想到要逼着自己走进病房，直视病人的双眼，向他解释我因为无能而犯下的严重错误——这个错误危及他的生命，让他多待了一天重症监护室，让他多一天暴露在重症监护室的病原体和程序风险下，更不用说因此多出的费用——我羞愧得无以复加。

有一点看起来相当明显：医生必须要为他们的失误道歉，即便病人很走运，没有受到任何不可挽回的伤害。然而在真实的医疗界，医生们对道歉是出了名地抵触（甚于对诉讼的恐惧）。

几年前，我偶尔读到了精神病学家、前马萨诸塞大学医学院院长亚伦·拉扎尔的《论道歉》[1]一书。这本书不仅对医学，还对一般的人际交往进行了揭示。

拉扎尔讨论了影响做出道歉决定的三种不同情绪：共情、内疚和羞愧。共情——认同他人痛苦的能力——无疑是发出真诚道歉的先决条件。

但另一方面，拉扎尔仔细区分了内疚和羞愧。内疚通常与某一个特定事件相关，当问题得到解决时，这种感觉就会消散。羞愧反映的却是一个人整体的失败。内疚往往促使人做出弥补，羞愧则会让人产生想要将错误掩盖起来的欲望。

拉扎尔写道，羞愧是“一种在未达到个人形象预期时产生的情感反应”。我认为，他点明了医生抗拒心理的由来。

当我回想起急诊室里，高年级住院医生训斥我犯的错误 129
时，击溃我的不是内疚，而是羞愧。我当然也感到内疚——这是比较容易的。责备自己并不是难事。但羞愧让人窒息。我意识到我并不是自己所想的那样，也不是我一直对病人和实习生说的那样。我不是健忘或一时分心，也不是疏忽大意，或漠不关心。在发生事故之前，我从来都认为自己是一名合格乃至优秀的医生。当意识到不是的那一刻，自以为的幻想碎了一地。

有人会说，这是在以自我中心的方式来看待整个事件：聚焦医生的感受。毕竟，病人才是经历苦痛的人。但恰恰是医生的情绪——尤其是羞愧——成为需求不断上涨的全面披露政策的最大障碍。即使有确凿的证据表明，披露和道歉会导致诉讼的减少，但只有解决了羞愧问题，我们才能营造理想的开诚布公的风气。无论我们医生怎么辩称自己有多么理性，人心的脆弱还是可以战胜数据、职业伦理，甚至法律。

人们不禁要问，为什么医生在承认错误的时候，会觉得他们的整个自我意识受到了威胁。也许是因为医学界对完美的追求衍生出一种严格的二元分析法：你要么是一名优秀的医生，要么就是一个失败者。

1953年，英国儿科医生、精神分析学家唐纳德·温尼科特提出“足够好”的妈妈这一概念。[2]这个概念在过去以及现在都具有革命性意义。为了满足孩子的每一个需求，父母常常不惜一切代价追求完美。温尼科特认为这并没有必要，足够好就够好的了。（实际上，他强调“足够好”甚至可能比“完美”更好，因为它培养儿童以健康的方式适应现实的人际交往。）

在生活的大多数方面，我们似乎都可以接受这个观点，人们满足于与足够好的老师、足够好的会计、足够好的水管工打
130 交道。但足够好的医生是不行的。错误不是可以通过教育来弥补的行差踏错，而是对人的生命产生实质伤害的罪行……更不用说那些死亡或伤势严重的病人了。

羞愧之情会慢慢潜入人心，会成为记忆的一部分。我承认自己已记不太清DKA在生理学上的各种难点。但在昏暗的贝尔维尤急诊室里，有关我对胰岛素的错误判断的细节深深地刻在了我心里。直到今天，当我给学生讲授DKA相关知识的时候，我都会像西奈山上的摩西一样，以激昂的语气强调“在使用长效胰岛素之前，不可停止胰岛素的滴注”这一临床要点。

由于羞愧那么普遍，后果又那么可怕，人类会自动竖起一堵墙，把羞愧藏在后面，这样羞愧就成为最难被审视的情绪之一，更不用说直面了。从直觉上来说是讲得通的，因为羞愧的必要条件是发现缺陷，以及随之而来的对缺陷可能被暴露的恐惧。

人们经常用“I was mortified”（我很难为情）来形容他们的羞愧。从词源上看，“mortify”的意思是我们会因羞愧而死。事实上，在急诊室里，当住院医生冲着我怒吼的时候，我几乎觉得自己要当场去世了。真的，在那漫长的几分钟里，这也许是一个比较好的选择。当然，不是指字面意义上，但我想蒸发，想消失，想结束那可怕的羞愧时分。我怎么也想不到要向病人承认我的失误。

我有时会想，是医生比大多数人更容易感到羞愧，还是医疗行业本身比其他行业更容易招致羞愧？尽管羞愧毫无疑问是一种人人皆有的情绪。鉴于我们无法接受“足够好的医生”这个概念，而医生也总在追求和憧憬完美，因此他们每一个人或多或少都感到自己在一些方面有不足之处。也许羞愧和自责就是建立在对完美的不切实际和普遍存在的期望上的。

对那些参与过医疗事故的医生进行深入访谈后发现，他
们有强烈的自责倾向，并伴有羞愧情绪。[3] 当谈到错误可能是 131
由系统或其他因素造成时，医生会使用冷淡、客观的语言，如“最初的 X 光片上没有发现骨折”。但当医生是错误的直接原因时，表达就变得非常私人化：“我忽略了出血的前兆。我的病人因为我的失误去世了。我永远忘不了这件事。”

固有观念认为，医生比较喜欢让他人或系统来背锅。但这组访谈表明，事实并非如此，绝大多数的医生都会直接责问自己。这可能反映出一种过度膨胀的权力感，医生认为他们拥有与生俱来的改变事物的能力。结果无论是好是坏，都归因于个

人行为。因此，当错误真的发生时，医生更容易指责自己，而不会认为是整个行业的问题所导致的。

目前减少医疗错误的尝试主要集中于系统问题——术前检查表、杜绝外表相似的药剂瓶、电脑下单代替手写处方、术前在病人身上直接标记手术部位、用计算机算法安排从导尿管到血液稀释剂的所有操作。根据目前围绕错误原因展开的研究，系统方法应该会在减少可预防错误上大有作为，医院在这方面投入资源是没有问题的。

然而，这种方法可能导致一些意想不到的后果。医生可能会（不自觉地）认为这威胁到了他们对自己所属群体和医学专业的基本信念。不是说系统问题不应该被提出来，而是说由于这种潜在的心理因素，可能产生阻碍。医生被不断施压，被要求用临床算法来治疗许多常见病（如肺炎和泌尿系统感染），对此他们感到不安。医院管理层则认为算法有明显的优势，因为它使治疗标准化，并为衡量治疗质量提供了具体的标准（后文将详细介绍）。但医生认为这是对他们独立性的威胁，是对
132 他们的侮辱：医疗退化成了菜谱。他们觉得自己的专业技能和对个别患者的临床诊断超越了照本宣科的菜谱式医疗。他们想要做真正的主治医生，但这也意味着有时他们需要承担责任。

自责当然不是什么坏事，认识到自己在错误中扮演的角色会让许多医生为了成为负责、博学的临床医生而加倍努力。“从错误中学习，”研究中一名接受采访的医生说，“不幸的是，它们都是真实的错误，会带来真实的后果，但你不能一

直反思每一个错误。你要内化它，它会让你成为一名更谨慎、更优秀的医生。”[4]

因此，问题似乎在于：是否有恰到好处的负责，即承认和接受责任，却不会因此感到窒息或适得其反的羞愧？

医学生特别容易有这种强烈的羞愧感。[5]如果周围的人都在忙着拯救生命，而你缺乏经验和技能，那么你会感到深深的羞耻；这也是医疗界独有的情况。作为最低级别的学生，很多人都感到自己是被迫地去忍受甚至参与一些高级医生的不当操作。一个学生和他的上级医生一起查房，医生对病人口吐粗言，对此学生评价道：“这一切我也参与其中。我想跑回病人身边解释一下。”另一个学生说：“我很羞愧，因为我觉得（病人）认为我和医生是一伙的；我为他的恶劣行为承担责难。”

值得思考的是，许多医学生发现，相较于团队其他成员，他们对病人更有认同感。尽管身披白大褂，但他们觉得自己是这个世界的局外人，很多病人也有类似的感受。病人所蒙受的羞辱让学生们产生了深刻的共鸣。“我们规定病人要脱掉衣服，我们触摸他们的方式是他们绝不会允许其他人做的。”学生们还观察到医生和病人谈论敏感话题时态度冷淡。大量的诊断检查和治疗似乎都在削弱病人的个性，剥夺他们的人格。作为施加这种羞辱的系统中的一员，学生们感到无地自容。

羞愧感如此强大，它让医生无法站出来承认医疗错误，而
这种情况会直接关系到病人的治疗。当然，大多数医生没意 133
识到潜在的情绪正在影响他们的行为；他们只是做出了本能反

应，本能告诉他们还是不要自找麻烦，继续工作就好。然而，麻烦有可能会找上门，病人有可能会受到伤害。

在《论道歉》中，亚伦·拉扎尔总结了那些难以坦承和道歉的人所共有的性格特征：“他们需要牢牢地掌控人际关系的各种情况，掌控自己的情绪。他们很多时候需要感觉自己是对的，是站在道德高地的。他们认为自己很少犯错。他们认为这个世界充满敌意，人际关系本身就是危险的。”[6]

我可能会把最后一句话改成：“他们认为这个世界充满了**诉讼，医患关系**本身就带有诉讼风险。”

相比之下，拉扎尔对那些更愿意道歉的人的描述是这样的：“当他们道歉时，他们不过是承认自己犯了一个错。只要他们自我感觉良好，没有把**自己**和错误画等号，这样的承认就构不成威胁。”这种区分，医生们可能很难做到。

医疗界会选择和强化人的某些性格特征。尽管医学院努力通过接触人文领域、招募更多女性及少数族裔来达到生源的多样化，但招生时，表现最出色的还是那些有上进心、追求完美、一贯名列前茅的学生。医学培训中的文化灌输把拉扎尔笔下那些不愿道歉的人的不良适应特征加强了。

实习医生甚至不需要亲身经历一场真实的诉讼，就能体会到错误被披露的恐惧。她只要参加一次传统的 M&M 会议便可以看到，一个住院医生的错误一旦大白于天下，就要接受同侪
134 对其做出的痛苦审判。学生不必自己受辱，看别人受辱就已经足够了。

当我还是三年级医学生的时候，我们病房里有一个白血病患者，病变的细胞已经扩散到她的中枢神经系统。患者要接受两种类型的化疗，一种是手臂上的常规静脉注射，一种是鞘内注射——直接刺入脊髓囊。她躺在床上，血液肿瘤科的助理医生在她床边操作，准备进行化疗。助理医生是个来自南欧某国的年轻男子，一头浓密的黑发落在金丝眼镜的框架边上，他安静、勤奋，话不多。但在大家心里，他是个优秀、可靠的医生，而且，他对随机分配来观摩化疗的三年级学生态度宽容。

病人的床头柜上放着两支十毫升的注射器，每个注射器里都有一种化疗药物。这名肿瘤科助理医生准备好了输液港，用酒精消毒了所有东西，然后戴上了一副干净手套。他用右手握住鞘内港，俯身对病人低声细语了几句。我听不清他说了什么——我努力不去碍事，所以我定身在床尾——但我看到病人点了点头，露出了勇敢的笑容。

助理医生伸出左手拿起一个注射器，然后把它接到鞘内港上。他一点一点地推着注射器里的药剂，手稳稳的，似乎有着无限的耐心，完全有别于我在其他同事身上看到的像牛仔一样的粗野操作。他的眼睛在注射器和手表间来回扫视，一丝不苟地按时给药。这双眼睛让我想起童年时在钢琴上的节拍器，匀速地从一端摆动到另一端。

然后，突然，节拍器停止了。他的眼睛刚离开鞘内港，准备按时查看手表，却迅速回到注射器上，定在了那里。我看

到他的瞳孔不断变大，脸色发白。接着，他的眼睛再次看向手
135 表，又在瞬间扫回注射器。他的脸上出现了片刻冰封般的震惊，然后他用力拔出了注射器，这让我不由自主地倒退几步。“去叫护士。”他对我大吼，带着被威吓到的恐惧，我拔腿冲进大厅。我不知道发生了什么，但清楚情况不妙。

作为一个卑微的医学生，很自然地，我被随后蜂拥而至的护士和其他医生挤出了病房。但从他们紧张的小声交流中，我拼凑着推断出，肿瘤科助理医生不小心把用于静脉注射的化疗药物注射进了脊髓囊，直接逼近神经组织。医疗小组立即行动起来，但为时已晚——有毒药物已经大量涌入脑脊液。

病人被紧急送往重症监护室，一周后死亡。

作为一名学生，我无法判断错误的化疗以及晚期白血病在多大程度上导致了患者的死亡。但我实实在在地看到了它们对这名血液肿瘤科同事的影响。从那天起，他的头一直低垂着。在随后的几周里，我暗暗观察他，在电梯和医院大厅里偷瞄他。我想自己再也没有看到他直起腰板过。他羞愧和悔恨的姿态让我这个病房里的菜鸟刻骨铭心，在目睹了一起重大医疗事故和一个病人的不幸死亡后，我的内心受到了伤害，现在又看到一个可能永远无法走出阴影的医生。

每次和他在走廊上擦肩而过时，我都会感到心碎。我希望自己能做点什么，通过某种方式伸出援手，让他知道起码有人注意到了他的痛苦。但我算什么呢？某个不被看见的三年级医学生，在医院的临床宏图中没有一席之地。

他的失误只是一次单纯的混淆（和我决定不给DKA患者注射长效胰岛素的那种彻头彻尾的错误不同）。他只是拿错了注射器，没有什么站得住脚的理由可以用来质疑他的智商、他的能力，以及他的奉献精神。尽管这百分百是无心之过，但造成了极大的伤害。一个偶然事件最终导致一个病人的死亡和一个医生无法忽视的烈焰灼烧般的痛苦。两者都不可挽回。

我常常想，在经历了这件事后，那名血液肿瘤科助理医生 136
是否能重新站起来。是否有慈悲的老师、同事尝试减轻他的痛苦？他是否曾经联系过患者家属，向他们承认错误并尝试减轻他们的痛苦？他是否后来成了一名肿瘤科专家，帮助许多病人度过最艰难的时期？还是说，因为这次经历，他被临床医学吓跑了，可能选择去做研究或管理——某些不涉及病人的生死，不会伤害到他们的医学领域？或者，他完全放弃了医学，把自己封闭在办公室工作里，在这种情况下，他能造成的最大伤害就是搞砸文书材料。

现在所有的医疗培训都包含了医疗事故教育。M&M会议已经基本摒弃了表演性质的责问，正朝着帮助医生从错误中学习这一正确的方向发展。但是，承担责任的问题总是存在，即使没有说出来，而且显然耻辱和羞愧也依然存在。实习医生吸取的教训是多重意义上的：我必须尽我所能成为一名优秀、聪明的医生；我必须小心谨慎，避免犯错，避免伤害他人；如果出现了失误，我绝不能告诉任何人。

有关羞愧的问题很少得到处理。它们似乎超出了医学教育的范畴，更适合拿来和心理咨询师一起坐在沙发上分享。但这就是房间里的大象。当核心的自我意识处于危险中时，医生不会轻易承认错误。要制定出可以解决羞愧这种模糊又让人不安的问题的措施是非常困难的。但对于资深的辅导员们（院长，科室主任，主治医生）来说，公开与实习医生探讨自己的失误案例，具体说明他们应对羞愧的方式，不会带来什么坏处。这些医生之所以继续是医生，非常成功的医生，尽管他们也犯错，也伴有自我定义的破碎，但其中的真实原因本身可能就是一堂对学生和实习医生们来说非常有意义的课。错误发生之后，一个人仍可以抬起头来。承认错误是人类生存中必不可缺的部分，即便是在医学领域。我们可以将错误视为自身的一部分，而不是自我的决定性特征。

137 医疗失误很少像发生在那个血液肿瘤科助理医生身上的那样简单，他只是拿错了一支注射器。更多时候，它是一个关于程度、判断、时间、沟通的问题，更像是灰色地带。然而，大多数医生将失误内化为非黑即白的问题，坚信他们的行为与医疗伤害之间存在直接因果关系。这与本章前文提到的就失误问题采访医生得出的结论相吻合。[7] 医生对他们的个人行为产生的影响非常在意——也许是过度在意。这会增强他们的专业精神和对病人的责任感，但也会在事情进展不顺的时候，给他们留下深刻且永久的伤痕。

这些失误带来的羞愧感并没有使这些医生成为更好的临床专家，也没有改善对病人的治疗。事实上，羞愧通常起反作用。新西兰的一组研究人员[8]通过研究医生在病人提起纪律投诉（包括医疗失误的指控和病人的其他担忧）后的长期和短期反应，探究了这一现象。三分之二的医生在收到投诉后的几天或几周内会感到愤怒和沮丧，三分之一会感到内疚和羞愧，三分之一在行医的过程中不再感受到任何快乐和喜悦。羞愧感挥之不去，有时长达数年。在失误发生很久以后，医生们仍然有着强烈的情绪反应——生气、抑郁、愤世嫉俗、对病人充满戒心。

关于医疗失误的一个经典研究调查了 250 多名出过严重医疗事故（导致严重不良预后甚至死亡）的住院医生。[9]其中只有五分之一的人和他们的主治医生讨论过失误问题，只有四分之一的人和患者家属交流过。但是，正是这少数讨论并承担责任的医生更愿意对他们的过失做出建设性的改变，来避免将来的错误。

以上发现强化了这样一个观点：营造一种有利于医生主动处理医疗失误的氛围至关重要。错误带来的羞愧感把过失和险情藏了起来。虽然医生也痛苦，但最受折磨的还是现在和未来 138
的病人。

在我的 DKA 事件发生多年后，我又遇到了那位高年级住院医生，自从实习结束，我们就再也没见过面。意想不到，可能也在意料之中，我们不是以相同的医生身份而是以相同的病人身份相遇的。在产科医生办公室的候诊区，我们认出了对方，两个人都大着肚子。我们轻松地聊起工作、配偶、家庭，以及工作上取得的成绩。

当同事间久别重逢的欢声笑语萦绕在我们周围时，我所看到的却是她背后贝尔维尤急诊室那脏兮兮、蓝绿色的墙，这就是多年前她训斥我时，我死盯着看的地方。我不知道她是否还记得这件事。但对我来说，那次失误给我带来的羞愧和由此产生的自我否定，一直紧紧拽着我的灵魂不放。虽然我们现在的会面很愉快——重新联络起来的同事，分享新生活即将开展的兴奋——我却无法摆脱之前的阴影。我甚至没有办法把这件事情说出口，尽管她可能为了缓解我挥之不去的羞愧而说些补救的话。我只好一边心不在焉地等着头胎超声波检查的结束，一边默默重温自己是如何差点害死一个病人的各种细节。

最终，我花了近二十年的时间才得以记录下那天发生在急诊室的故事。[10] 尽管我现在是一名资深医生，在我的领域中也有了一定的位置，但我发现把这些话写到纸上仍然非常困难。把羞愧放在阳光下一层层拨开剖析的瞬间，痛苦显而易见。但是，这种痛苦的感受在某种程度上是有治疗作用的。

对这些情绪的披露（而它们在负隅抵抗）让人精疲力竭。但就像剧烈的体育运动既会消耗人的精力，也会增强人的体能，把这件事写下来后，我的感觉就不一样了。没有什么神奇
139 的解决方法。疼痛肯定还在，但写作给了我一个机会，让我在泥泞中与情绪展开搏斗，勉强打了个平手。

上帝知道我永远不会轻视 DKA。如果有一毫升的胰岛素

滴入病人的血管，我会像鹰一样不停盘旋在周围，不由自主地反复检查化验数据的每一个细节。但更重要的是，我也永远不会轻视羞愧的经历。现在我的头脑对最轻微的酮症酸中毒迹象都时刻保持着警惕，对羞愧也是如此。

现在的我如果看到医生、护士或病人被训斥，会立刻介入其中转移矛盾，或安抚他们。做一个旁观者不再是一种选择。哪怕阻止一次多余的羞愧感的产生——至少我是这样希望的，其最终效果也会和在停止输液前注射长效胰岛素一样好。

减少医疗事故的发生率需要多方面的努力——从医院体系到药物标签再到通信技术。法律服务率先登场，为那些向病人承认错误并道歉的医生提供保护，尽管尚不清楚它们能否真的减少诉讼，也不知道它们能否为医生提供任何可以让他们免受羞愧之苦的保护。[11]

但最基本的是，医生要能站出来承认他们的错误和险些造成的伤害，否则我们永远也不会知道问题出在哪里。放宽承认错误的法律环境是必需的，但要促进医疗事故的公开化还远远不够。情绪无法通过立法来消除。我们的内心世界需要得到呵护。除非我们可以通过某种方式化解医疗事故带来的羞愧感和自我否定，否则隐藏错误的本能将永远是第一头扑向你心脏的猞猁。

茱莉亚（五）

140 城市里的医院有很多出了名的不受待见的特点——混乱、低效、资源匮乏、难缠的病人、疲惫的工作人员。作为美国历史最悠久的公立医院，贝尔维尤也不能幸免于难。自 1736 年以来，它一直为纽约的底层人民服务，并在大众的想象里逐渐成为一家专门收治疯子的医院。当然，它的确有三百多张精神科病床和两个专为雷克岛监狱的囚犯准备的病房。

但这些标志性的刻板印象掩盖了贝尔维尤的巨大优势。它是美国总统访问纽约期间，一旦发生意外时的指定接待医院。它是纽约市警察和消防队的首选。它拥有全世界一流的创伤、显微外科和急救服务。只要在建筑事故中出现肢体被切断的情况，救护车就会把伤者送到贝尔维尤。它还拥有应对生物恐怖袭击和流行病的资源和技术，尤其擅长治疗酷刑幸存者、药物滥用者和患有精神疾病的儿童。它具备专业知识和多语言制度，为来自世界各地的移民提供最友好的就诊环境。

然而，被那些负面刻板印象掩盖最深的是贝尔维尤的爱心，十足的爱心。在贝尔维尤工作的绝大多数人都非常关心他们的病人，他们专门选择在城市医院工作，就是因为对这一群人许下了承诺。我目睹了无数次，工作人员对病人尽心尽力， 141
付出额外的努力帮病人获取各种东西，从干净的袜子，到加纳的埃古斯炖菜，再到飞往恰帕斯的机票。

然而，在贝尔维尤的数十年里，我还是没能做好准备面对茱莉亚的斯塔林曲线下坠时所释放的威力。她的情况引起了医院医疗主任的注意，他本人精通西班牙语，对移民问题充满热情。一个由社会工作者、护士和医生组成的团队，决心拯救茱莉亚的生命。

很难准确说出是茱莉亚身上的什么特质激发了这种敬业精神。她温柔、谦逊的性格无疑唤起了每个人最好的那一面。但在贝尔维尤，这样可爱的病人并不少。也许是因为她面临的残酷境遇从人道主义的角度看似乎是不公平的。也许是因为她向团队打开了心扉，慢慢分享了她的人生故事。

茱莉亚出生在一个很小的农村，即便在危地马拉的地图上也很难找到。她的父母都是靠土地生活的农民，勉强养活一家人。然而，在内外部压力的夹击下，这也变得非常困难。外部压力来自因内战、腐败和毒品而彻底崩盘的危地马拉社会。谋杀、无政府状态、暴力，没完没了。

从内部看，茱莉亚一家祸不单行。一个兄弟死于脑瘤，一个姐妹死于卵巢癌，另一个姐妹则死于心力衰竭。此外，还有另外两个同胞兄妹也得过卵巢癌和心力衰竭，不过在治疗后都活了下来。而这些都还只是医疗上的磨难。她还有一个姐妹遭受了恶性的家庭暴力。茱莉亚的第一任丈夫被绑架了，她除了在门口找到一只断手外，一无所获。

最终茱莉亚判断，是时候逃离了，在此之前她从来没有离开过村庄。她需要更好的生活，为了自己和儿子。儿子瓦斯科在婴儿期得过脑膜炎，一直都未痊愈。但她的美国之行犹如炼狱，比她在危地马拉所经历的一切都还要不堪。蛇头把她卖给卖淫组织，她日复一日遭到轮奸，最后被扔在路边自生自灭。她能活下来并以某种方式来到纽约，让我，显然也让其他所有
142 人都感到不可思议。她所保留的温柔、甜美的天性，证明了她身上有一种我们难以想象的精神力量。

贝尔维尤团结在茱莉亚周围，决心即便移山填海也要为她求得一颗心脏。后勤、财务、法律问题多多。从高层到基层，人人都拿出自己的资源，联系朋友、律师、记者、移植医院、政治家和任何可能提供帮助的人。

夏末，茱莉亚和房东埃内斯托结婚了，他是她的邻居，从一开始就在保护她。除了慷慨和慈爱的天性，埃内斯托还拥有另外一种东西，作为古巴人，他比其他拉美裔移民更易获得公民身份。

贝尔维尤的社会工作者迅速行动起来，为茱莉亚办理申请绿卡和医疗补助所需的文件材料。心脏科把她的病例交给移植中心，医院管理部门加快了移植前的大量准备工作。接着，她被哥伦比亚大学加入了器官移植的计划名单。毕竟，她是完美

的候选人。

不可能的事终于要成为可能了：茱莉亚上了名单！

我身上的枷锁仿佛被解开，那紧绷的、被死死压制住的悲伤哗的一下打开了。我明白，上了名单并不保证一定能得到移植的心脏。配型很难，数百名病人会在等待中死亡。但是，我们终于有了一线生机。

可能是这几个月来的第一次，我深深地吸了一口气，仿佛吸进的是一股清凉的雨水——干净，闪着银光，令人舒畅。茱莉亚在名单上了！

第六章 沉 溺

143 毫无疑问，琼安会成为一名医生——她觉得理所当然，其他人更是这样认为。琼安的父母和祖父母是医生，她的叔叔和两个表兄妹是医生。甚至连她的外祖母也是医生。外祖母在20世纪20年代上过医学院，是毕业班里仅有的两名女性之一。医生就是琼安一家的职业。

琼安曾有过成为一名建筑师的想法，但在她的家族里，这根本算不上一个选择。她的父亲对她说，只要完成医学院的学习，她随时可以改变主意，但很明显，他无法想象一旦越过医学院这道门槛，还会有人不爱上医学。

和她的两个兄弟一样，琼安在大学毕业后进入医学院深造，尽管她比大多数同学都要年轻。凭借敏锐的头脑和父亲的鼓励，琼安十五岁就高中毕业，十九岁就在她家附近的一所女子学院拿到了本科学位。她在费城就读的医学院是美国最后一所实行男女同校制的学校——当时那里还没有多少男女同校的学校——所以，对她来说，有很多新鲜事物。

不过，也有很多是她所熟悉的。和其他来自医学世家的
学生一样，琼安已经掌握了这个领域的文化模式。就像在双
语家庭成长的孩子，她有一种适应医学界的本能。她不像柯
蒂斯·克莱默那样，正在努力成为家庭里的第一代医生。这 144
些学生就像刚登上爱丽丝岛上的人，在新世界的强光下茫然
不知所措。

医学院的头两年，也是上课的头两年，是对智力的启迪。学习她家族里其他人也会的那些东西让她感到兴奋。但在这两年，她做的最重要的事是组建了自己的家庭。

琼安还在读大学的时候就认识了罗伯特。在她进入医学院前，他们已经开始交往。罗伯特英俊、聪明、自信，且目标明确：他要成为一名外科医生。虽然比琼安大一岁，但因为她跳级了，他比她晚一年进入医学院。

他们在琼安读完医学院一年级的时候结婚了。六个月后，琼安怀孕，两个人都很意外。他们并没有打算这么快要孩子，但孩子来了。琼安坦然接受，认为生活就是出其不意的，但罗伯特不那么乐观。这不是他想要的，至少现在不是，他才刚刚开始接受医学教育。

医学院三年级是临床实习的黄金期，这对琼安来说是一段令人兴奋的时光。她终于走出教室，走进病房，在那里她发现了临床医学的魅力。“我喜欢与人打交道，”她说，“我喜欢和病人交谈的感觉。”这时，她才真正明白为什么家里的每个人都成了医生——当医生是件迷人、有意思的事，不仅如此，你

还在做善事。杰里米就诞生在这激动人心的临床实习期中。因此，除了学习如何静脉注射、缝合伤口、看懂 CT 扫描，琼安还必须兼顾半夜喂奶、换尿布，当然还要面对永恒的保姆挑战。

尽管如此，琼安还是想方设法把支离破碎的生活拧成一股绳，在专业学习和做妈妈上都渐入佳境。然而，罗伯特对这种计划之外为人父母的事感到不安，他日益疏离。他似乎希望孩子从来没有出生过，或者如果一定要出生，也希望有一个传统的妻子 / 母亲在家照顾孩子。

145 琼安开始怀疑，也许罗伯特想成为家里**唯一**的医生，认为她在和他竞争（琼安在培训中总比他快一步）。起初，琼安眼里的罗伯特自信、冷静、妥当，但现在这些特质和傲慢越来越像。外科医生惯有的个性开始凸显。

考虑到康复医院可以提供相对稳定的工作时间，琼安选择它作为自己住院医生实习的地方。毕竟，罗伯特要去的外科住院医生实习日程繁重，那么，为了杰里米和将来的孩子，父母之中至少有一个的时间必须是稳定的。

但在她实习期间发生了两件事。第一件事是，她发现康复医学既无聊又压抑。她的大部分患者都是因枪伤而脊髓受损，永远无法痊愈的年轻人。而她渴望的是真实的医疗带来的兴奋感，不停地有情况发生，能为病人提供实际的帮助。第二件事是，罗伯特离开了。

现在，琼安是一位单身母亲，在自己不喜欢的领域工作。

从事康复医学两年后，她意识到这样下去不行，于是转投到急诊医学。创伤急救、药物过量、心脏病发作、急性中风——这些引起的兴奋可想而知。住院医生实习实在太有趣了，她甚至不介意再来几次。慢慢地，她可以得心应手地处理各种突发情况，这让她很有成就感。

但这份工作很辛苦，和养一个蹒跚学步的小孩没什么两样。在急诊室工作一整天后，她还要回家照顾杰里米，毫无疑问，这让她精疲力竭。哄杰里米入睡后，她会倒在沙发上喝一杯红酒，对自己又熬过了一天感到不可思议。她在急诊科住院医生的岗位上度过了三年的艰辛时光。

在她实习的最后一个月，一天，她的主治医生坐在椅子上对她说："急诊室归你了。如果有需要，我就在这里，但你是主要负责人。"管理整个急诊室是一项巨大工程，但琼安相信自己能做到，而且能做得很好。即使是单枪匹马抚养学龄前儿童，也不在话下。

"一切都豁然开朗，"她说，"我知道这就是我想做的事， 146
我也有能力做到。"琼安正式继承了家族的医学血统。

20 世纪 80 年代末和 90 年代初，她在费城市中心的一家城市医院的急诊室工作。那几年正好是可卡因和 PCP（苯环己哌啶）流行的高峰期，由此带来的超乎想象的暴力、以可卡因为诱因的精神错乱以及大规模的混乱，对全国的急诊室造成了巨大的伤害。那几年也恰是艾滋病早期盛行的时候，那时它还没有被强大的抗逆转录病毒药物转变成可控的慢性疾病。

毫无疑问，可卡因、PCP、艾滋病增加了她的负担，但出人意料的是，最让她感到疲惫的竟然是急诊医学，用她的话简单地说，“同样的破事，一遍又一遍”。一旦失去对那种将大部分临床基本情况掌握在手的兴奋，一切对她而言都变得乏味。更糟糕的是，一眼望去，有太多的急诊病例是患者不好好照顾自己导致的。

心脏病患者会因为不愿意预约门诊，最终引发心力衰竭。吸毒成瘾者会用污染的针头注射，然后带着令人作呕的坏死性脓肿出现在急诊室。糖尿病患者会大吃特吃甜甜圈和白米饭，然后因为高血糖而陷入半昏迷状态。酒精中毒患者会酗酒，然后导致癫痫发作。每当天气变冷，流浪汉会来，因为他们知道，只要说出**胸痛**这个神奇的词语，便能保证他们至少一到两天都有床可以睡，有热饭可以吃。海洛因成瘾者会在毒品短缺时来急诊室，试图通过编造各种疾病来骗取麻醉剂。

所有这些病人都需要（有些时候是要求）立即展开治疗。琼安并不介意治疗，但在她看来，面对健康危机，病人很少承担起属于自己的那一部分责任。正是这种理所当然让琼安抓狂。“病人没有照顾好自己，”她说，“然后他们就进了急诊室，希望你能为他们做一切。”

147 如果是她的儿子杰里米发脾气或把食物扔在地上，作为家长，她可以教训他，暂时不给他吃，到最后他就懂规矩了。但如果是她的病人粗心或故意犯错，损害了自身健康，她没法给他们“立规矩”。琼安没有选择，只能全盘接受病人的所作所为，无论那些行为对他们自己有多么大的伤害。

她回忆起，一次一个男人带着他上幼儿园的儿子来急诊室。这个父亲给了儿子一个鞭炮，让他在庆祝活动中燃放。但五岁的孩子算不准应该什么时候把点燃的鞭炮扔出去，于是鞭炮在他手里炸开，炸掉了几根手指。琼安对这个父亲感到怒不可遏。他怎么会这么愚蠢？他到底在想什么？把鞭炮给一个五岁的孩子？她想抓住他，摇醒他，把他的白痴念头全部抖落出来，摇到他骨头作响为止。失去手指的人应该是他，而不是他的孩子。但奥斯勒的“宁静”又一次现身说法，他的建议是医生要控制自己的情绪。出于职业责任，琼安必须保持中立。但这让她更感压力。光是稳住自己的声音，对他以礼相待，就已经很难了。

琼安还想起另一个病人，一位和蔼的先生，患有严重的末期肺气肿。每隔一个月，他就会出现呼吸困难。这时，他的家人会拨打 911，接着他就会被插管，送到急诊室。他最终会康复，然后拆掉呼吸管。接着，这样的事再次发生。病人不喜欢自己喉咙里的管子，一心只想拔掉它。他清楚肺气肿治不好，自己早晚会死于这个病。但家人逼着他继续治疗，他们每次拨打 911，就是不能也不愿让他死。

琼安每次都会在急诊室接收他，她能觉察出老先生对家人的愤怒，他们把自己的意志放在首位，不允许他死去。她很想对他们大喊：**你们难道不知道在对自己的父亲做什么吗？你们怎么可以这么自私？这个可怜人想要安息！**她深知，面对这种

148 情况，他的家人也很痛苦，但她依然非常愤怒，以至于有时她几乎无法忍受和他们有眼神交流。

无知，任性的自我伤害，忽视，还有理所当然的心态，一切循环往复，折磨着琼安。她发现病人让她不断失望，她越来越愤怒。她不得不咬住牙关，以防自己说出真实的感受。她能察觉到自己的共情力在下降，脾气在上升。晚上用来放松的一杯酒变成了两杯。然后是三杯。当上完夜班，在明媚的晨曦中回到家时，她发现自己无法放松，无法入睡。晚酌也成了朝饮。

夜班本身就很折磨人。就像内外科医生沿着他们的职业轨道一路前行那样，急诊科医生几乎也不可能摆脱夜间值班。在急诊室，资历是不存在的。即使是已经工作多年的主治医生也要上夜班。

就算是每周值班一两个晚上，也会打乱一整周的睡眠模式，这让育儿变得更加困难。琼安意识到她面临的是一个没有良好睡眠的未来，在七十岁之前她不可能睡一个好觉。“在那个年代，”琼安说，“身处困境的医生得不到什么支持。大家都指望你自己消化掉一切。”

酒精成了她唯一的慰藉。起初，这只是她下班后麻痹痛苦的方法之一。但很快，它就变成唯一一个可以让她鼓起勇气面对新一天到来的灵药。大概是在成为住院医生后的第五年，她开始隐约觉得出问题了。

接下来的两年里，她一直听到脑子里有个小小的声音在说：**你可能变成酒鬼了**。对此，她上了点心，想要戒掉酒瘾。

然而在急诊室的压力下，对酒的需求如此强烈，在戒了几天后，她不得不又回到原来的模式。

琼安不记得自己犯过什么重大的医疗失误，但她清楚，那些年她原本可以成为更好的医生——更有耐心，更有共情力。她知道自己已没有往常那么敏锐、迅速了，但还算过得去。尽管如此，她仍然意识到自己讨厌工作，为了这份工作，她在给 149
自己下毒。而更糟的是，她把病人置于危险之中。

直到有一天，她醉醺醺地来上班了。一开始并没有人注意到异样，她拿了几份病历，像往常一样开始看诊。不过一个小时后，她周围所有的护士、医生、实习生和护理人员都看出来她已经无法正常工作了。这是她第一次在工作场合完全丧失行为能力，现在还被大家都看到了。暗暗观察变成了窃窃私语，然后是目瞪口呆，然后是紧急通话。医院迅速安排了一场干预会议。

急诊科主任被叫了进来。“我们要给你抽个血，检查酒精含量，”他平静地对琼安说，“但你必须做点什么，否则你就得离开这里。”他建议她参加门诊的康复治疗或三十天的住院治疗，但不论哪一种，她都必须立刻行动起来。

琼安打起十二分精神回答：“我不知道。我喝得太多了，做不了决定。”她尽可能地镇定下来，收拾自己的东西。只是，在当着同事的面烂醉如泥后，她已经很难保持任何尊严。整件事尴尬得让人不敢相信，简直就是场噩梦。然而从某种程度上讲，这也是一种解脱。她并不打算完全放弃临床医学——她向她的老板再三保证，最终医院还是解雇了她——但这次醉酒事件把她从无尽的痛苦渊薮中解救了出来。

医学理想的幻灭是一个复杂的话题，被当作吸引眼球的头条传播甚广。几乎每一个关于它的调查和新闻报道都是这样先入为主：大多数医生不会建议自己的孩子学医，假如可以的话，他们宁愿辞职，或者随大流，读个 MBA。[1] 事实上，理想的幻灭远比媒体描述的要复杂和微妙得多。它影响的不仅是医生，还有病人、员工、学生，以及家庭。

幻灭可能是一种普遍存在的状态，能唤起复杂的感受。当
150 人们发现医学并不是自己所想的那样，当成为医生的理想与现实发生冲突，而现实正把理想拍在地上时，就会引发这种情绪。幻灭的产生原因和构成因素有很多种。琼安的例子可以算是最纯粹的一种幻灭形式：对照顾病人的现实本质感到沮丧，觉得很多病人没办法救或者不值得救。

其他医生还会提到外部压力——令人头痛的行政管理、有限的时间、拮据的经济状况、紧张的家庭关系，它们削弱了医生在照顾病人的过程中所收获的愉悦感。但医生们有一个同感："这和我在开始读医学院时憧憬的不一样。"另一个共同点是这些压力无论大小都会影响到病人。任何医生，只要对病人产生愤怒、沮丧、厌烦的情绪，都没法做好工作，还可能造成医疗伤害。

医生有幻灭感不是什么新鲜事。只是近几十年来，这种感

觉似乎变得越来越普遍。一定程度上，幻灭是学医道路上不可避免的一个阶段。医学预科、医学院、实习、住院医生、临床实践……然后，在某一时刻，随着当初激励他们进入医学界的美好理想被日常工作和生活所取代，幻想便破灭了。

这也是意料之中的事。在医学院和临床培训的十年或更长的时间里，大家的目标就是学习，从定义来看，其中包含了以自我为中心的一面，每个学生都必须自觉地学习、吸收海量的医学知识。进阶之路固然艰辛繁重，但你会有一种在不断自我完善的感觉，为了最终能够对病人有所裨益。

然而，一旦新手医生进入工作环境，重心自然要向外部转移。不再是想如何完善自我，而是想如何把工作做好。

骤然间，个人或专业度的提升不再是关注的焦点，这会让人迷茫。医生在拿到第一份实实在在的薪水前，通常已经做了
二十五年孜孜不倦的全职学生，他们往往还没有准备好从学术 151
模式中彻底转换过来。

一开始，我并没有注意到自己职业生涯中的这种转变。在我成为一名“真正的医生”的头几年里，我仍然保持着实习生的心态，认为如此辛苦的工作是在培养自己，是在指数级地提高自己的技能。几年后，我才发觉进步的速度正在变缓。即使我在学术环境中是一名教员，教育也不过是照看病人这一主要业务的一个旁支。虽然我们每周都有讲座和期刊俱乐部，但很明显，这只是一种福利，而不再像十年前那样必不可少。毕竟，照看病人的医生能给医院带来收益，而坐在教室里的医生

则不能——哪怕是在讲课。

但作为一名独立工作的医生，我在早些年就已经找到了自己的步调，掌握了自己的生活，因而没有真正注意到这个微妙却重要的变化。我太忙了，忙着在我的诊所中心安理得地治疗一些基础高血压和糖尿病，忙着发展自己的行医风格，忙到没有时间发现自己和之前相比竟然少学了这么多东西。

事实上，直到一个完全和医学不沾边的东西——大提琴——闯进我的生活，我才充分认识到这一点。在我四十岁生日后不久，我五岁的女儿娜瓦开始学习小提琴。我向老师请教如何让一个有强烈自我意愿的小孩好好练习。我以为她会建议用图表、贴纸和奖励的方式，但她说："让孩子练习的最好方法就是看到父母也在练习。"

为了履行为人父母的义务，我尽责地买了一把大提琴，并给自己报了门课。（我认为最好不要和孩子演奏同一种乐器，而是用一种相近的来代替。）晚上，孩子们一上床，我就开始练习，这样他们就能听到我在认真地给她们做榜样。不仅如此，我还是那种前无古人后无来者的优秀家长，用现场演奏的古典音乐哄孩子们入睡。我们不听那些腻味的宝宝音乐 CD。
152 刚开始学大提琴没多久，一天夜里，我在做睡前练习，认认真真地锯着四根开弦——我还不知道怎么定位自己的手指——这时，娜瓦从床上发出哀叹："你还会其他音符吗？"

不过练习中出于义务的部分很快就烟消云散了，因为我爱上了大提琴浑厚的声音。突然间，我再次陷入对学习的狂热中，从零基础开始，刻苦钻研，一步步攀登高峰。学习和收获带来的快感极大地刺激了我，让练习也变得愉快起来。我发现自己越练越勤（甚至影响了我在医学期刊方面的工作），我对自己还有这么多东西要学感到意外。我如此强烈地渴望进步，每晚如饥似渴地拉着琴。这种对知识和进步的渴求，以及专业的老师、专门学习的时间和空间，还有付出之后的明显回报——都让我想起在医学院学习和在医院实习的日子。

我突然意识到，这正是我当前职业生涯中所缺失的部分。集中精力学习以及指数级增长的知识在医生的现实世界中几乎不存在。虽然我还在东学一点，西学一点，但那种强烈的因为努力用功而变得更好的满足感已经消失殆尽。我在音乐上的成长——从福雷的《悲歌》、布鲁赫的《晚祷》、舒伯特的《未完成交响曲》到贝多芬的第一首弦乐四重奏、巴赫的组曲——让我精疲力竭，却也兴奋难抑。而医学里的高血压、糖尿病、肥胖症和抑郁症等慢性疾病则一成不变，无法治愈。每一个"新的且令人兴奋"的临床试验只不过是对现有治疗方法的重新调整，只不过是一种量的积累。没有太大的变化发生，一切都显得沉闷乏味。但我无法准确表达出这份失落，直到我在另一个天地重新发现了学习的乐趣。

当我偶然看到《内科医学年鉴》上的文章《音乐家可以教医生什么》时，两者之间的联系于我而言就变得更加醒目。这篇文章写的是音乐老师和学生之间存在的紧密关联，这是一种持续的一对一沟通。[2]作者打了个比方，临床医学在有些方面

153 就是一场实时表演。当医生和病人在一起时，某种意义上，他们就是站在了舞台上。

音乐家们不停地演出——无论是在音乐厅还是自家客厅——他们会一直用心关注自己的表演，力求改进每一个环节。其实，在医学院学习和在医院实习时也会产生类似的感觉，尤其是有来自资深医生、成绩和考试的反馈时。但在现实的医学世界里，一切都消失了。能提升技能的只有自我批评这一种工具，而且坦白说，医院很忙，也没有足够的老师可以等着每周给学生做进度评估，因此自我批评很多时候就变成了机械重复。

我的大提琴老师总是警告我，不要为了重复而一遍遍地演奏同一首曲子。“如果你没有进步，”他说，“你就是在退步。”同样的道理也适用于医学。

当然，有人会说，这种渴望学习和进步带来的刺激多少有点以自我为中心，但我真的认为它是幻灭的一个被忽视的组成部分，而幻灭是许多医生在职业中期都要面对的问题。归根结底，如果医生停滞不前，受影响最大的还是病人。

医学是通过长期培训把我们训练成需要不停的刺激的人，还是它只是选择了拥有这种渴望的个体，不得而知。但在刻苦学习，把这种渴望当作生存基础的二十五年后，没有了它，生活便平淡得有些怪异。

当然，缺少刺激和上进心的退失只是幻灭的一个方面，很多时候，大部分医生对此毫无觉察。真正引起他们注意的是当今医学工作环境几乎无休止的恶化。医生基金会的一项调查显示，在 1.2 万名初级保健医生中，有 94% 的人认为过去三年里文书工作一直在增加。多数人还表示，这直接占用了他们与病 154
人相处的时间。[3]

2010 年 1 月，在医疗改革法案被签署生效前，有调查显示，如该法案通过，则有三分之一至二分之一的医生会考虑关闭他们的诊所或者提前退休。[4] 补充规定、文书工作以及行政琐事带来的麻烦，这些无论是真实存在的还是想象出来的，都足以让医生们举旗投降。半数医疗力量会退出，患者则可能求医无门，这些新闻里的担忧仿佛就是瓦格纳世界末日歌剧中的情节。

不过，人们告诉调查员他们计划做什么和实际做什么几乎没什么关系。医疗改革法案通过后，并没有出现大规模的医生出走，病人也没有死在街头。和所有人一样，医生会在民意调查员面前发泄自己的不满，但这些情绪不代表他们就会这么做。然而，民意调查的确证实了几乎每个医生都有幻灭和挫败的经历，只是程度不同。即使医生们没有成批成批地离开，但有这么多人考虑离开也很可怕。对于病人和整个社会而言，这个问题亟待解决。

只有少数研究关注具体有多少医生因理想幻灭而离开临床医学。在这少数研究中，有一项表明，普通内科医生的离职率要高于专科医生。大体上，约有六分之一的普通内科医生在职业中期离开了（无论何种原因），而专科医生只有二十五分之一。[5]

这对于那些觉得自己被医疗行政桎梏压得喘不过气的内科医生和其他初级护理人员来说并不奇怪。他们被称为医疗守门人，虽然他们感觉自己更像是医疗垃圾桶。任何新的临床规定（例如，必须询问每个病人是否系了安全带，是否遭受了家庭暴力或是否使用了含铅涂料）几乎都落在他们肩上。当病人与保险公司因拒绝索赔、预先批准或处方药计划产生纠纷时，他们求助的对象是自己的初级护理员。

155 专科医生则有权选择他们想要解决的病人问题，可以按照自己的意愿尽情扩大或缩小执业范围。凡是他们不想处理的问题，都可以直接扔给初级保健医生，而初级保健医生必须全盘接受。（更不用说他们的收入还远低于专科医生。）

尽管如此，初级保健医生和专科医生都认为文书工作才是最繁重的负担。美国医生和他们所属的医疗机构面临大量的文书工作，因为他们必须与多家保险公司打交道，每家保险公司又都有自己错综复杂的条款。最近一项研究表明，美国医疗机构在非临床行政事务上花费的时间是加拿大的十倍。[6]

问题是，这些文书工作直接干扰了病人的护理，因为医院并没有给医生分配做这些事情的时间，也没有足够的后勤人员可以施以援手。4.3 个小时，是一家小型私人诊所的初级保健医生每周不得不花在与保险公司[7]讨价还价上的时间，也是他 / 她无法照看病人的时间。这还不包括文档整理（填写病历）、检查实验室、订购测试剂以及与医疗团队其他成员沟通所需的时间。

一项针对住院医生（只为住院病人服务的医生）的研究表

明，医生每天只有 17% 的时间是用来照顾病人的（即真正地、物理意义上地与病人在一起）。[8] 绝大多数的时间（64%）都花在整理文档、浏览病历、与其他工作人员沟通以及处理文书上。对于医生来说，这种“间接的治疗”是算在他们的护理时间里的，但对病人来说，他们看不到。他们只承认自己肉眼看到医生的时间，而且很容易错过——因为通常每天只有几分钟的查房时间。病人理所当然地认为自己被亏待了。

医生们也因此感到不平。他们中的大多数更愿意选择和病人待在一起，而不是坐在电脑前输入病程。但因为有太多的归档和文书工作要做，医生的时间被极大地压缩了，他们要赶着
记录病史、安排体检。我认识的所有医生都希望他们可以有更 156
多的时间和病人在一起，而不是写成百上千张笔记——尽管我后来发现，当周围开始出现律师四处打探时，这些笔记中的任何一张都可能成为关键信息。

我曾经写过一篇关于电脑如何挑起医生和病人之间不和的评论，医院被我描述为“21 世纪的 20 世纪 40 年代秘书室：一个又一个医生趴在桌上，兢兢业业地敲打着键盘”。[9] 对于那些为了助人而进入医学界的人来说，这样的体验让他们极其失望。文书工作和归档要求不断增加，就像枷链一样锁住医生，让他们远离自己的病人，远离最初带领他们进入医学领域的那份崇高理想。

除文书工作外，医疗护理本身就需要投入大量的时间。长

久以来，医生都是一份全职工作，即便对兼职者来说也是如此。病人不会只在医生的工作时间生病，故而夜间和周末也算在其中，尤其是对初级保健医生而言。他们明白，这是医疗的一部分，是赢得人们尊重的专业承诺的一部分，也是高于其他许多行业的薪资的一部分。

然而，随着社会老龄化，疾病变得更加复杂，更加难以治愈（发达国家的大多数人不再死于简单的感染），医疗护理所需的时间正在延长，医生的个人生活受到的影响越来越大。对此他们很难发声抱怨，因为这是他们专业承诺的一部分。但这种连带效应某种程度上吞噬了医生的婚姻和亲子时间，吞噬了他们的睡眠以及理智。即便从事的是自己喜欢并认为有意义的临床医学，但当这份工作侵蚀他们生活的其他部分时，医生就不再心存幻想。许多人考虑辞职。

一组研究人员跟踪调查了老年病医生（负责照顾老年病人
157 的初级保健医生），看看医疗工作在他们的个人生活中占有多大的比重。调查发现，医生每周有近八小时是额外的医疗护理时间——在工作时间以外照顾病人——主要是在和病人及其家属通电话。[10]一项针对内科医生的研究与之类似，结果显示医生总工作量中的 20% 是在下班后进行的。[11]这相当于每周他们要多工作整整一天。

很难想象，一个律师或水管工会每周为客户提供额外八小时的服务，仅仅因为这么做是正确的。当然，也很难想象，他们会不——狠狠地——赚上一笔！但这就是人们对医疗的期望。同样，对大多数医生来说，这是可以理解的部分，但随着加班时间的延长，出现了明显的负面影响。多出八小时的工作时间直接危害了医生在工作以外的生活——家庭时间、睡眠、运动和娱乐。（根据标准的美国工作时间，相当于每年多出整整十周的时间。）正因如此，许多医生过得很痛苦。然而，当寻呼机响起，当医院来电，或当电话应答服务叫醒你时，你别无选择。只有面对。

由于严格而漫长的训练，很多医生的成家时间要晚于其他专业人士。大部分的“初级”医生在三四十岁开始组建家庭，此时也正好进入他们职业生涯中的黄金期。

在一两代人以前并不存在工作与生活平衡的问题，是因为大多数医生是男性，他们通常都有妻子在家照顾孩子。今天，医生中有近一半是女性，[12]而且几乎没有人——无论男女——拥有可以全职在家带孩子的配偶。此外，大多数年轻的男性医生并不赞同他们前辈的做法，他们不想错过陪伴自己孩子成长的机会。

想要控制自己的时间，尤其是下班后的时间，是医学生远离初级保健专业（内科、家庭医学、儿科、妇科）这一趋势背后的原因。越来越多的学生选择留在——正如行话所说——去往放射科、眼科、麻醉科和皮肤科的“路上”。[13]这远比医疗改革法案引发的恐慌更令人担忧。医生们正在用脚投票，毅然决然地放弃初级保健。一项有七千多名医生参与的调查显示， 158
在一线工作的医生，如内科、家庭医学、急诊医学医生，他们的职业倦怠率最高。研究还指出，医生作为一个群体相比其他行业的工作者更容易感到倦怠。[14] 许多病人，以及医生都在自问：**当我需要看病时，谁来做我的医生？**

医生们的幻灭会产生各种各样的影响。对大多数人来说，它引发了低层次的不满和抱怨，成为日常生活的基调。对另一些人来说，它让坏脾气蔚然成风，病人以及同事很快学会了如何避开这样的医生。在他们身上可能会出现破坏性行为、易怒情绪和无法挽回的医疗失误。当然，也有不少医生会选择离开，去其他行业发展。

有些医生则像琼安那样靠酒精和药物度日，这种情况让病人的安全处于巨大的风险中。约10%—15%的医生在他们职业生涯的某个阶段会面临药物滥用的问题。[15] 导致滥用的原因是多方面的。可能有遗传因素，也可能是为了提高自己的学术或专业表现，或是为了保持清醒。但这些医生中的绝大多数和普通人一样，最初只是想通过嗑药来解决抑郁、压力、倦怠、幻灭引起的痛苦症状。

临床抑郁是一种特殊的医疗诊断，不在本章的讨论范围之内，但那些让医生给自己“下毒”的幻灭的各个方面——正如琼安所说——是至关重要的，因为最终为此付出代价的是病人。这是医生情绪如何直接影响医疗服务的最有力的例子之一。

因为医生基本没有什么途径来解决他们的幻灭感——除了在员工休息室里抱怨——所以他们寻找可以立刻缓解痛苦的方

法。酒精（合法）和处方药（容易获得）成为他们最常用的自我治疗手段。它们能迅速消除痛苦。当然，痛苦的来源不断，自我用药也不会断，通常还会变本加厉。药物耐受和身体成瘾很快找上门来。幻灭本身也在自我扶植。当医生感到他们没有达到自己和社会所期望的完美时，当他们感到自己没有成为他们最初想要成为的医生时，幻灭的痛苦就会加剧。 159

在所有出现药物滥用问题的医疗领域中，有两个科室最为严重，即麻醉科和急诊科。[16] 琼安的故事无疑证实了急诊室的压力。麻醉科尽管有在“路上”这等美差的吸引力，但仍有过度压力的那一面。工作时间和报酬都很好，但其中的风险要比其他在“路上”的科室高得多。

医院里有一句老话：“手术胜利，被表扬的是外科医生，手术失败，被骂的是麻醉医生。”每一天，麻醉医生都掌握着病人的生死大权。病人在麻醉后的呼吸和心率由他们进行控制。如果麻醉出现问题，就会导致可怕的灾难性后果。

在所有的医学专业中，麻醉科最容易接触成瘾率最高的药物。麻醉医生整天都在接触强力镇静剂、止痛剂和麻醉剂。不难看出，日常压力，加上这类药品的唾手可得，是多么危险的组合。

即使没有药物滥用这一复杂因素，压力本身也会造成伤害。事实上，研究发现，那些心力交瘁、精疲力竭的医生虽然没有药物滥用问题，但他们和有问题的医生一样，也经常会有破坏性行为、低效作业和医疗失误的情况发生。[17]

职业倦怠还导致大量医生无法对病人产生应有的共情。这些医生本应该认真、仔细地倾听病人的声音，但他们没有，甚至可能还对病人的担忧置之不理。像琼安一样，他们也许是被愤怒和挫折冲昏了头脑。这些直接影响到了病人。

160 有越来越多的证据表明，体力和精神上的疲惫会导致医生犯下更多的医疗错误。[18] 对此做出精确判断的难度很大，但医生的职业倦怠值越高，他们承认的错误就越多。相比之下，对工作和生活投入较多的医生，他们的错误则较少。[19]

兰德公司的一项开创性研究对两万个病人和他们的医生进行了为期两年的跟踪调查。[20] 这些病人都是普通的慢性病患者，患有糖尿病、高血压、心脏病和抑郁症，并非医院里的急症患者。病人和医生都接受了大量的采访。其中最值得深思的一个发现是，当病人被那些对自己的工作和生活感到满意的医生照顾时，他们更有可能服用开给他们的处方药。这是最早将医生的内心感受（而不是他们的具体行动）与病人治疗结果的改善联系在一起的研究之一。

当我回想工作中的哪些瞬间让我最有压力时，我发现是在一些工作和家庭生活交会的时候，我的感受最最糟糕。事实上，这些时刻经常是在我离开医院去接孩子时。

有一天，我已经穿上外套，收拾好包，准备关灯，这时传来了一阵可怕的敲门声。来访的是我的一个糖尿病患者，她的皮肤上出现了一个小溃疡，让她忧心忡忡，唯恐是感染了什么。我呆呆站在原地，感到太阳穴周围有一把老虎钳在咔嗒作响。我的病人需要帮助——糖尿病患者的皮肤感染可能会危及生命——但如果我陪她去做相应的检查，我的孩子就会被困在学校。

老虎钳一点点收紧，从头的两侧挤压太阳穴。我在病人身上多花一分钟，我和孩子们相处的时间就要减少一分钟。我本可以送她到急诊科，然后再去接孩子，但我知道去那里意味着
她将要经历一场十小时的折磨。陌生的医生将带她去做检查，161
而这些医生则必须从头开始了解她复杂的病史。很可能，最后他们会安排超量的检查来填补空缺的信息。她可能会在急诊室过夜。我知道她有家庭要照顾，也负担不起额外的医疗费用。我不忍心让她承受这一切。

最终，我做了大多数医生会做的事——两样都想做，两样都没做好。我匆匆带着病人做了一个检查，然后就冲向日托中心，希望时间可以慢一点，这样即使迟到也不会太晚。我一路狂奔，到日托中心的时候，我很慌乱，满身都是汗，怒气冲冲的，喘个不停，仍在怀疑自己对病人感染的诊断是否正确，直到我看到垂头丧气的孩子，双唇紧闭的不满的老师，他们因为我不得不推迟回家的时间。

正是这种被抓包的感觉，无法控制局面的感觉，牺牲家庭的感觉，做了该死、不做也该死的感觉，让很多医生都想要辞职。[21] 最根本的问题在于，我们的医疗系统将医生置于无可奈何的境地，却不以为然。不知为何，医学上有这么一种既定事

实，医生被要求同时出现在两个地方或同时做两件不同的事。这一基本前提差不多诠释了系统是如何在没有充分考虑其对病人及医生的影响的情况下保持运转的。但事情并非不可改变。一个简单的日程调度案例就可以说明这一点。

我还记得，住院医生中午有一个会议，紧接着是下午 1 点开始的门诊。中午的会议地址在医院大楼的十七层，门诊则在门诊大楼的二层，连接两座大楼的走廊有两个街区那么长。而楼里的电梯总是人满为患，尤其是在午餐时间。特别是医院大楼，电梯门几乎没有关上的时候，你能看到里面挤得像沙丁鱼罐头。通常，你必须要等上五六趟电梯，才能在完全收腹的状态下把自己塞进去，这时你与同事的距离比你前一天晚上与自
162 己爱人的距离还要近。或者，你也可以慢跑下十九层。（医院的十七层实际上是十九层，因为一层在第三层。别问为什么。）

会议是教学的重要组成部分，因此，为了防止住院医生逃课，它要求记录考勤，并对缺席者进行处罚。住院医生对病人负有责任，如果他们门诊迟到了，也要受到处罚。但大家似乎总能应付得过来。日程表一直如此，没有人觉得这是个问题。

“我们基本上就是把注定会失败的事交给他们去做。”一名新上任的住院医生项目主管告诉我。她这么描述的那一刻，我对这个问题有了不同的看法。虽然每个人看起来都应对自如，实际上却根本没有人做得到。为了准时到达门诊，住院医生会设法提前几分钟从会议中偷偷溜出来。或者他们会蹑手蹑脚地从侧门进入门诊，这样就没有人注意到他们来晚了。他们一边

忍受电梯的拥挤，一边把午饭塞进嘴里，等到达后，他们还要在大厅里一路狂奔。

我们给他们制造了一个绝境：他们需要在一个地方参加一场一点才结束的会议，同样是在1点，他们需要在另一个地方努力工作，这个地方距离前一个地方有四分之一英里，要搭乘两部电梯才到达。如果没有《星际迷航》那样的传输方式，不论是哪一头的住院医生，都注定要沮丧。

所以，项目主任为了住院医生，把门诊时间改为1点15分开始。这并不是什么尖端科学，但我在贝尔维尤的二十年里，没有人想到过这一点。神奇的是，现在大家似乎都很准时。（要是医学上的其他挑战也能这么简单地解决就好了……）

被安排去做注定会失败的事充分描述了现代医学是如何起作用（或不起作用），以及为什么这么多医生会感到不堪重负、沮丧懊恼，并最终大失所望。

不过，也有像赫德利·保利尼这样的心理学家，她身材娇
小，说话温柔，却有着可以和一辆十八轮大卡车相抗衡的惊人 163
能量。这种能量推动着她。她在巴西传统家庭中长大，那里的女性直到结婚才会离开家庭，但她十九岁时独自远行数千里，追寻学术梦想。她设法筹措资金，开启一段她本无力承担的探险，她说服父亲接受她的想法，成功地在异国他乡打下一片天地，并在心理学领域表现卓越。激情、说服力和创造力使她能够打破常规，在未知的领域取得成功，同时保有平静从容和良

好的幽默感。但以上种种并没有让她疏远她所关心的人。这些技能预示着她最终会获得意想不到的工作机会。

像琼安这样“出问题”的医生，医院一般会建议她向外部寻求帮助。他们不想自己去蹚浑水。但在 2002 年，奥兰多的佛罗里达医院决定开启一项积极主动的健康计划。对许多医生来说，**健康**这个词就是新世纪的陈词滥调，但它不只有不生病这一层意思。健康意味着你知道自己正处于积极向上的状态中，除了身体健康，在生活中还拥有真实的幸福感和满足感。可以非常直观地看到，工作中表现更好的是那些对生活总体上满意，而不是那些活在痛苦和幻灭中的人。这种满足感可以来自生活的很多方面——事业、家庭、兴趣爱好、精神生活、体育锻炼，以及有意义的人生观。

这些事听起来理应属于个人生活范畴，而不属于职业范畴。但佛罗里达医院的首席执行官对医生的幻灭问题有非常务实的考量。优秀的医生纷纷辞职，大大打击了医院士气，更不用说对病人的破坏性影响了。因此，他创建了这个健康项目，主动为医生提供帮助。但遗憾的是，几乎没有医生知道它的存在，参加的人就更少了。

这时，项目组委会的一个医生想到了密歇根州的一位心理学家，是她帮助这个医生度过了人生中的一段低谷期。“她就是你需要的人。”他告诉首席执行官。

当佛罗里达医院打电话给赫德利，邀请她来工作时，她拒
164 绝了。她在密歇根生活了十七年，经营着一家生意兴隆的私人

诊所，家中还有一个正上高中的孩子。但医院方极力劝说她至少来参观一下。

当赫德利到达时，她被首席执行官实施健康计划的决心所打动。她从未见过如此强大的直接来自高层的支持。他向她保证，不会有任何繁文缛节，他会亲自帮助她清除所有可能遇到的障碍。

赫德利被这个难得的机会深深吸引，于是她举家搬迁到佛罗里达。但在实施计划前，她决定先跟随医院的医生们实地学习。连续八个月，她和他们一起吃早饭，跟他们查房，参加他们的手术，泡在门诊、急诊室、放射科和医生休息室里。她融入了他们的世界。“我学会了他们使用的语言，”她说，“我知道了他们是如何被所经历的一切束缚住的。”

她看到很多和琼安一样的经历：在护理病人的过程中，复杂的情绪一步步拖垮医生，哪怕她是意志最坚定的那个。行政工作所消耗的时间多于陪伴病人的时间。从保险公司到医院管理，再到商业压力，各种利益冲突从未被解决。医疗的需求和责任挤压了肯定和回报的空间。她看到医疗系统怎样榨干医生和病人之间仅存的最后一点人文关怀，把他们变成了可以计算、衡量、编码的商品。对于这个问题，医生没有接受过任何培训，当然也没有人给他们提供任何解决之道。

晚上，赫德利如饥似渴地阅读她能找到的每一篇关于幻灭和医生社会化的研究报告。她对医学社会学、医学培训的细节甚至医学史进行了深入的了解。到最后，她写下了十本厚厚的笔记，得出的结论是：医疗系统对医生造成了极大的伤害，进而伤害了病人。医生显然在整个系统的创建中发挥了作用，但现在是他们在承担后果，无法为病人提供最好的服务。“医疗
165 世界的快乐所剩无几，”她说，“医生基本上都很惨，他们中的许多人甚至还没有意识到这一点。医生健康发展所需的条件没有被满足。”

她的第一项工作就是创造一个医生可以交谈、分享经验的安全空间。她为他们组建了名为“医学的艺术——关系”的周末静修营，并决定为这个项目申请 CME（继续医学教育）认证，这样医生就可以通过参加活动来完成年度执业资质的考核要求。当她把自己的提案交给 CME 办公室审批的时候，得到的回复很简单：**这和医学有什么关系？**

如果赫德利是一名辩护律师，她就可以对一旁的陪审团说：“本人对案情陈述完毕。”CME 办公室无意中点明了问题的所在。

不过，不仅是 CME 办公室如此。**每个人**都认为她疯了。她一再被告知，没有人会参加这种无聊、肉麻的活动，尤其是看到名称里的**关系**二字。但赫德利几个月来的准备和投入得到了回报。医生们信任她，并相信她是真的关心他们的福祉。他们不认为她是那种他们司空见惯的，常被行政部门拿来装点门面的摆设。

有三十位医生参加了此次静修活动，他们都是普通的医生，从来没有考虑过去看心理医生或加入互助小组这样的煽情

的组织。但这些普通的医务工作者滔滔不绝地讲着他们想要也需要分享的故事和经历。

赫德利的静修营已成为佛罗里达医院的著名年度活动。为了让医生的家人也能在静修期间共享美好时光，医院还邀请他们的配偶和孩子参加。以瑞秋·内奥米·雷姆博士的工作为基础，在这一年里此类“寻找医学的意义”同侪互助小组持续进行着。[22] 医生们聚集在彼此的家中，分享自己的故事，把他们在执业困境中迷失的那部分重新拼凑起来。

除了直接的支持行动，为了表明医院对员工生活全面发展的重视，赫德利还为医生以及其他医务人员举办了各种社交、 166
文化和教育活动。当她发出通知说计划筹备一场员工音乐会（医生演奏会）时，收到的回复差点把她的传真机压塌。有近五百人参加了这次活动，已然是另一场年度盛事。

当赫德利邀请我去佛罗里达医院为那里的员工们演讲时，讲座地点并不是普通的礼堂，而是当地的艺术博物馆。活动内容包括共进晚餐、博物馆参观、为每个员工签名赠书，此外还可以获得延长执照有效期所需的 CME 学分。这些福利对于一场标准的学术讲座来说并非“必要”，但它们改变了每个人（包括我）的整体体验。

为了提升医生的生活质量，医院投入了资源和精力，这一事实似乎对员工产生了正面影响。医生们为这个项目感到自豪，将其视为医院文明的标志，而不是羞耻的来源。虽然医院的预算不太多，但医生们自愿捐款，筹集了大部分的资金。

赫德利还给医生做个人咨询，从日常挫折到家庭问题，从药物滥用到全面倦怠，都涵盖在内。她向他们传达的信息是“我会陪着你一起走下去”，不论是在医院里，还是在病人身边，或是私人生活里。赫德利还特别重视与每一个新聘用的医生进行一对一的交流。她想让他们从一开始就清楚医院对员工的投入。她想让他们知道在哪里可以找到她，即便是很小的事情也可以向她求助。当然，要在事情还没有变得一发不可收拾之前。

她的项目获得成功和被接受的标志是，在接受咨询的医生中，有 99% 是因为同事的良好体验而自愿参加的，他们并不是等到出大问题后才被主管命令来接受治疗。

这个项目不是灵丹妙药，无法解决医疗界的所有弊病，但它是一种非常有力量的理念投资，它让人们相信，医生是整
167 全的人，以及不仅是技术本身，情绪和心理健康也会提高医生提供一流医疗服务的可能性。许多类似的项目都取得了不错的成绩。[23]

在琼安陷入危机的时候，这些东西还都没出现。没有人有兴趣听那些心存疑虑、不知所措、崩溃受伤的医生的诉苦。“接受现实”是他们的惯用方法。真正的医生理应对医学棘手的一面产生免疫，或者至少能谨慎、隐蔽、独自一人地进行处理。

对琼安来说，她的危机是一场孤独的体验，只能独自咽下痛苦，只有当她的世界崩溃时，她的同事和医院才注意到她。即便如此，医院采取的唯一做法就是把她赶出去，然后解雇了

她。这与赫德利·保利尼给出的处理方式截然相反。

对琼安来说，从急诊室离开这件事背后是满目的疮痍和羞辱。但也是一种解脱。她形容这段经历就像扔掉一个巨大的、痛苦的抱负。她意识到，工作让她备受折磨，她作为住院医生所爱的那部分被侵蚀掉了。解开医学谜团、帮助病人康复的快乐已经消逝，取而代之的是对病人的怨恨，他们似乎不怎么关心自己的健康，只是把问题都扔给她。

1993 年 3 月 5 日，在醉醺醺的她被送出急诊室的二十四小时后，琼安把自己送进了戒酒中心，参加为期三十天的戒断治疗。她猛地扎进治疗中，就像她学习医学时那样投入。她发现，尽管这几年自己过得很糟，但她内在的能量和储备还在。而且，和在学术领域一样，她的决心和努力获得了回报：第一次戒断治疗就成功了。自医院出手干预后的二十年里，她再也没有喝过酒。

在康复的过程中，琼安不得不与自己的身份认同做斗争。她对自己的定义一直——也仅仅是——一名医生，和她所有的家人一样。那现在她到底是谁？是前医生？是失败的医生？或者，不是医生？

与她可能预料到的相反，实际上她给人的感觉并不是一名 168
失败的医生。她可以回头看看自己的从医经历，除了过去如临深渊的几周，她一直以来为病人提供的优质医疗服务会让她感到满意。但她也不得不接受一个事实：她对临床医学已经完全倦怠，对要努力帮助不配合的病人这一现实感到失望，而急诊室是这些病人主要的医疗目的地。

正是这段康复期让琼安开始体会到自己处境中的讽刺意味。她对病人的自我伤害行为非常愤怒，但她做了没什么两样的事。这个念头让她对病人产生了更多的同情，也让她对自己离开临床医学的决定有所释怀。

虽然她还在恢复中，但她发现自己的事业还有几丝生机。她清楚自己不可能再去做那种直接与病人打交道的医生。但在家人的支持下，加上自己的研究，她知道医生可以有无数种其他的方式来善加利用他们的医学知识。琼安报名了公共卫生硕士课程，她发现自己很喜欢这个专业。通过解决诸如免疫、筛查、医疗可及性、患者教育等更广泛的问题来改善广大民众健康，这一理念非常具有吸引力。这便是她帮助病人**远离**急诊室的方法，也是她接受过的最好的医学教育。她可以为改善人们的健康做点事，而不受挫折和愤怒的阴影的干扰。

在她硕士毕业的时候，还没有公共卫生方面的工作机会，为了养活自己和杰里米，她开始从事医学写作。她发现自己很擅长这件事，而且能解决一些她认为重要的医学问题。最终她在继续医学教育领域找到一份工作。虽然不在计划内，但事实证明，这份工作非常令人欣慰，因为它能很好地利用琼安在医疗和公共卫生方面的经验——帮助其他医生掌握医学领域的最
169 新动态。这是她成为一名真正的医生的方式：通过帮助病人的医生来帮助病人，且不必再去面对急诊室的残酷折磨。

然而，大多数感到倦怠的医生并没有转行。他们继续留在

医学领域，因为那是他们唯一熟悉的地方。对于那些幸运地遇到赫德利·保利尼的人来说，他们往往能找到一种可行的方式继续下去。同事的支持、与心理学家或精神病学家的合作，都可以帮助医生重新认识到什么才是医学中最重要的东西。其他医生则需要对工作做出改变，转换执业机构，减少工作时间，或对个人生活做出改变。放更多的精力在家庭上，挤出一点时间吹吹单簧管或打打篮球，或是终于向《尤利西斯》发出冲击，这些都能增强他们在面对工作挑战时的勇气。

要改变医学中的一些结构性问题，还需要行政方面的创造力、灵活度和责任心。一些简单的事情，比如把门诊时间从 1 点调整到 1 点 15 分，可以起到很大作用。复杂一点的，比如设立弹性开放时间的医院托儿所，可以救人于水火。但遗憾的是，许多医生只能在不满中煎熬，而这种煎熬最终也会波及他们的病人。

琼安觉得自己很幸运，可以找到一个折中的方法，既能帮助病人，又不会损伤她自己的心灵。此外，还有其他的优点。“我每晚都能睡觉了。”她说。对大多数人而言，这看起来就和呼吸一样平常，但对医生、护士和其他值过夜班的医护人员来说，每天晚上能睡个觉就是一种胜利，类似于在沙漠里待了四十年后到达了应许之地。“而且，”她带着感激喟叹道，“好多年都没人吐在我身上了。”

茱莉亚（六）

170 10月的一个温暖的早晨，我坐在诊所的办公室里整理成堆的化验结果，这时电话铃响了。是哥伦比亚大学附属医院移植项目的心脏病专家打来的。

“我猜你会想知道的，”他说，“茱莉亚昨晚等到了一颗心脏。”

直到今天，我仍不知道如何用语言来表达那一刻汹涌的情绪。八年来压抑的恐惧和焦虑被一股石破天惊的力量所释放，我的内心爆发出一阵欢呼。我冲出办公室，在诊所大厅大喊大叫：“她有心脏了！茱莉亚有心脏了！”

我拦住每一个我碰到的人，同事、实习生、学生、病人、护工、行政人员，告诉他们这件事。我在大厅里手舞足蹈，把好消息说给周围一百码以内每一个有感情的人听。这份喜悦无所不包，而我的分享欲也澎湃至极。

我发现，这些年来，关注茱莉亚病情的人越来越多。我所有的好朋友都知道她，因为我一直把茱莉亚悲剧式的困境向他们倾诉。我必须给他们每个人打电话，告诉他们这个令人激动的消息。

接着是我在写作上的合作伙伴和编辑，他们通过我的书和文章认识了茱莉亚。我必须联系大家。然后是在报纸和杂志上为茱莉亚发过声的记者，我必须让他们知道。当然，我还得给我的父母和丈夫打电话，多年来他们也在一直关注着茱莉亚的病情进展。（那天夜里晚些时候，我甚至想和我的孩子们一起 171
庆祝。她们会略带困惑地看着睡前从来不吃糖的妈妈拿出一大勺冰激凌，上面还加了巧克力末和五彩糖屑，一边和她们讲解器官移植背后的免疫学。）

似乎全世界都在庆祝，该死的，为什么不呢？这是茱莉亚应得的。想一想她遭受的一切——有尊严，有平静，有辛酸——她值得我们最盛大的派对。为了这名来自危地马拉农村的平凡女性，从波士顿到以色列，从加利福尼亚到加拿大，从佛罗里达到英国，都有人在欢呼。

当我终于坐回办公室休息时，我意识到有泪水从我的脸颊滑过。我太高兴了，都没发现自己哭了。那些我忍了很久的眼泪——它们终于来了。

喜悦的泪水可能是人类情感中最神奇的体验之一。人很少会感到这样全身心的欣喜若狂。当然，它在医学上也极为罕见，罕见到鲜少有人提及。但此刻它出现了——真正的快乐。

当上午的兴奋逐渐平息后，我开始思考我们这一行里难能可贵的快乐。在我参与病房诊疗的几个月里，我目睹实习生和住院医生在照顾病人的过程中，经历了从挫折到恐惧再到愤怒的情绪波动。这里面肯定也有自豪、愉悦甚至有趣的时刻。但纯粹的快乐几乎从未出现。

唯一可以让我同时听到**快乐**和**医院**这两个词的，是一首我经常朗诵给学生听的诗歌，约翰·斯通的《让我们快乐吧》。在茱莉亚获得新心脏的那天早晨，这首诗出现在我的脑海里。

> ……你将凯旋
> 带着最纯粹的快乐
> 走过医院的大厅
> 对所有黑暗的角落说“是的”
> 即便无人倾听。[1]

172 但现在有人听了。茱莉亚在生死线上徘徊了八年后，终于有人听进去了。世界终于听进去了。它敞开了心扉，给了茱莉亚获得第二次生命的机会。我为贝尔维尤医院和那里的几十名兢兢业业的医护人员感到骄傲，他们极其艰难地克服了强势的官僚主义和巨大的阻力，才使这次移植手术得以实现。这是一个不畏艰险的奇迹。我也很感激在出租车事故中丧生的二十二岁自行车车手的家人，他们在悲痛中慷慨地捐出了死者的心脏。我还要感谢茱莉亚的父母，特别是她的妹妹克拉丽贝尔，是她为茱莉亚注入了顽强的求生本能，让她走到了今天。我为茱莉亚的两个孩子感到喜悦，他们将不必面对失去母亲的艰难岁月。

茱莉亚终于有心脏了。

让我们快乐吧！

第七章　在显微镜下

173 每个实习生和住院医生都有一个自己最讨厌收到的呼叫代码排行榜。在我做住院医生的时候，最怕看到寻呼机上出现 3015 这个号码，因为被急诊室找通常意味着有新病人入院和更多的工作量。分机号 4878 可能排在第二，因为任何与监狱病房有关的事都需要我长途跋涉到十九楼，穿过四扇金属门，接受一次安全检查。即使是再小的活儿也要受上三十分钟的苦。

但 5031 这个号码我不认识。当我拨过去，我的最讨厌排行榜随即重新排序。是风险管理部打来的。没有一个医生愿意接到这个部门的电话。

作为住院医生，我在医疗领域还是个新手，对风险管理没什么概念。这个词本身就戴着一张令人生厌、官腔十足的假面，和我们的世界格格不入。在我们的世界里，大多数东西的名字都是有机、务实的，如**入院办公室**、**手术室**、**病例**、**血液实验室**，以及**咖啡店**。大多数住院医生只知道风险管理部里面都是律师。这个部门位于医院的一个隐秘空间内，在那里，你看到的都是西装革履的人，听到的都是轻声细语，那里的墙壁镶着木板，没有一个人的口袋里装着尿样，没有一个人的眼睛下面挂着眼袋，鞋子上粘着脓液。

当我拨通 5031 这个号码时，一个嗓音清脆的行政人员告诉我，有人要求我去做病历审查。我环视一圈这个月轮值的重 174
症监护室。一共有十二名病人在使用呼吸机，有的是因为感染性休克，有的是因为心力衰竭，有的人感染的病原体我一双手都数不过来，有的刚被抢救，有的濒临抢救状态。我的第一个反应也很干脆："我现在有点忙。你看，重症监护室里的这些危重病人还有点事。"当时我的实习期已接近尾声，是自我感觉最良好的时候，已经可以炉火纯青地向那些从未在临床一线奋战过的行政人员表达自己的不耐烦。

"好吧，"那个声音答道，"那我们派律师到重症监护室。"

律师？

如果要冷不丁地给医生一拳的话，**律师**这个词就可以做到。我冲到最近的水槽边，开始洗脸、洗手，尝试把一晚上的污垢都冲干净。我的白大褂很脏，手术服被睡得很皱，头发打结。我从病人用品车上抓起牙膏，匆忙漱了口。然后，扣上脏兮兮的白大褂，希望之后的一切能顺顺利利。

律师很快就到了。她穿着修身的人字形花纹西装，脚踩时髦的高跟鞋，外套里面还搭着一件闪闪发光的白色衬衣，那件衬衣纯白无瑕，我情不自禁地盯着它看，直到她轻轻地清了清嗓子。

事实是，她的态度很好，不是我想象的那种后卫型的人。她对占用我的时间表示歉意，但现在有一家人正在考虑提起诉讼。她告诉我：“目前还没有正式提，很可能就这么作罢了。尽管如此，谨慎起见，医院觉得还是要做好准备。”

谨慎。这个词并没有起到什么安慰作用。

“为此，我们在和所有参与处理这个病例的人员一起复查这份病历。”

“所有人员？”我问，看着她手上这摞厚厚的病历。

“是的，每一个人。”她对我友好地笑了笑，就像学前班老师对待一个还不懂儿歌歌词的小孩那样，“我们需要把这上面的每一个字都过一遍。”随着一声不祥的闷响，病历本被放在
175 了桌上。我们坐在重症监护室外的会议间里，桌子是福米加塑料贴面的，因为一个月以来的中餐外卖和二十四小时不间断的咖啡渍，它已经变得黏黏糊糊。吃剩的低钠酱油和代糖包——有的用过了，有的还留了一些——在远处堆成了一座不怎么美观的小山。律师非常识趣地只专注于手头的事情。

她打开病历本。“我们要做的是把这份病历的每一页都看一遍。你指出你做的记录，我们会逐字逐句地检查，确保一切都清清楚楚。你觉得可以吗？”

不，这听起来不怎么可以。哪怕是吃酱油或代糖包，听上去都比和律师一起分析我的笔记好得多。

“我们是站在你这边的。”她提醒我，但这句话并没有让我平静下来。

我们直接切入正题，因为病历的第一页是我写的——住院医生收治记录。这是一名二十三岁女性的病历，她叫梅赛德斯，因为单纯的头痛来了医院。她很亲切，很迷人，身体健康，浓密的棕色头发衬托着发光的肌肤。我们很快就喜欢上了对方，尤其是我们的年龄只相差了几岁。这份病历很快引起了大家的注意，因为她的病情在不明原因地急速恶化，直到我诊断出她患有莱姆病，对一个足不出市中心的人来说，这种疾病极为罕见。在医院里，我差不多成了本地的英雄人物，我不仅想到了这种冷门的疾病，还把它诊断了出来。治疗方案改为莱姆病的专治方案，很快她便康复了。在科室会议中，我得意地讲述了她的案例，还邀请她一同参加，尽管她已经出院，已经回到了两个小孩的身边。

病人一般不参加这种会议。我觉得我是想用她来佐证自己的成功，但同时我也想和她一起来庆祝这份胜利。这是真正属于她的胜利。周五下午的那场会议就是一次庆祝活动。

周一，庆祝会议结束还不到七十二小时，梅赛德斯又因为头痛醒过来，她回到急诊室，被送进放射科做 CT 扫描。扫描
进行到一半时，她心搏骤停了。急救小组挤进 CT 室抢救，但 176
她的瞳孔已经固定并放大。由于严重的炎症，梅赛德斯的大脑开始从颅底向下疝出。

当她被推出重症监护室的时候，她已经脑死亡了。那天晚上不是我值班，所以正常情况下，我要在第二天早上查房时才会知道这个可怕的转折。但由于另一个病人的病情让我一直放

心不下，我从家里打了一个电话给重症监护室——我很少这么做——问问他的呼吸设置是否可以优化调整。就在这时我知道了，周五还健健康康的梅赛德斯现在快不行了。

我一听到这个噩耗就睡不着了。一种不安的情绪紧紧抓住了我，搅动着我的五脏六腑，让我的思维陷入停滞。最后，我套上一件衣服，在寒风刺骨的黑夜里向医院走去，我需要亲眼看到发生了什么。那是末日景象——梅赛德斯，看上去就是一个二十三岁的健康女性，但她连着呼吸机，头顶的监视器记录着她不断肿胀的大脑。她的家人们围绕着她。天主教牧师——一个穿着黑色长袍，秃顶、圆润的男人——在那里主持临终祷告。

我记得自己想要张开嘴和她的家人说些话。我觉得自己有必要说点什么，毕竟我是那个才在前不久告诉他们梅赛德斯确诊莱姆病的人。我试图解释，道歉，安慰……但我什么都没说出口。我只是崩溃地哭了起来，缩在一个我甚至不知道名字的牧师的怀里。

多次检测结果此时显示阴性，莱姆病的诊断不再成立。我们能想到的所有其他疾病的检测结果也都是阴性。我们能找到的每一个智慧超群的人都被带到她的床边，但他们也找不到答案。甚至连尸检都没有结论。可能是因为某种脑炎，但确切的原因是我们的医学无法确定的。

这个病例对每一个参与其中的人来说都是巨大的打击。我花了好几个月的时间才恢复过来，对于她的家人所不得不承受

的痛苦和悲伤，我连想都不敢想。这是不折不扣的悲剧，但从 177
医学角度讲，又不知道是哪里出了问题。医务人员对此进行了详尽的调查，没有发生任何明显的错误，除了因莱姆病测试的假阳性结果导致的初诊错误，以及我们一直无法弄清她到底得了什么病。

尽管如此，我还是和律师坐在了这里，检查我在治疗梅赛德斯的过程中采取的每一个步骤。律师要求我大声朗读记录里的每一个单词，每读到首字母缩写的地方就要停顿，以便我做详细说明："'没有 PMH of CVA, MI, CA, HTN, DM'——没有中风、心脏病发作、癌症、高血压、糖尿病的既往病史。"

按照医学标准，这是一份很好的记录——那天我格外小心，写了一份特别详细的——但在仔细审视之下，它突然变得很苍白。每一行都那么潦草，那么无力。上面的每一个字都让我感到窒息，经常要岔开一会儿，解释一下。

每次一岔开，都会听到"只需阅读所写的部分"这样的训诫。被提醒后，我又回到原来讲的地方，并用嘴吮吸了下脸颊，因为那里正变得越来越红。

"至少你的笔记清晰可读，"当我们翻过几页，看到神经外科医生龙飞凤舞的潦草字迹时，律师冷冷地说，"像这么乱的，对方律师可以把它辩称为任何他们想要的内容。"我由衷地感谢佩德森夫人，我三年级的带教老师；她每天唱《星条旗永不落》时的假声曾经把我吓得魂飞魄散，但她对正确书写的严格要求，到头来可能在诉讼中救我一命。

我与律师的谈话持续了近一个小时。她没有在我的记录里发现什么严重的错误，但似乎也没有发现什么特别正确的。对我的临床推理或诊断逻辑，她没有任何褒奖之意。对我在梅赛德斯入院后通宵达旦把神经学课本翻了个遍，为她的体检里增设了非常全面的系统性筛查和大量的神经学检测，她也没有表示赞叹。

律师合上病历，干脆利落地向我道谢，然后离开了房间。**我过关了吗？**我想大喊。**我没过关吗？我要重新接受考验吗？**但她已经转弯不见了，只听到她的商务高跟鞋在远处走廊上发出轻快的嗒嗒声。

178 我感觉自己像被剥光了衣服在宗教法庭上接受审讯，然后有人不置可否地挥一挥手，我就稀里糊涂地被打发走了。这很诡异，充满尴尬、不确定和不祥的预感。从那以后，我心里就生出了一分戒备。每次我在病历上做记录的时候，我都在想如果以法律冰冷的眼光看，这些文字会是什么样子。每次用药之前我都会犹豫，不单单是在考虑对病人来说是否正确，还在考虑如果以后接受审查，能否不出问题。我能理解，格外小心对医生和病人都有益，但整个过程带着一点卑劣的味道，仿佛有第三者溜进了我们的空间。

一年多过去了，我才知道这个案子并没有继续推进。没有人告诉我它是怎么被解决的，谁和病人家属谈过，最终的评估结果是什么。毕竟，我只是个无名小卒，只是众多在梅赛德斯病历上留下记录的住院医生中的一个。但我的内心受到了震动，不安感从未彻底消散。现在回过头看，我很好奇诉讼威胁对于刚踏入医学职业生涯的住院医生会产生什么样的影响。在所有医疗诉讼中，有近四分之一的被告是实习生和住院医生。[1]我想知道相当一部分受训的医生是如何伴着不安的情绪完成他们的学业的。截至目前，还没有人研究过这会对医生的职业发展造成什么影响，但可以肯定，越来越多的人会意识到，诉讼是医疗培训中极具实际意义的一部分。[2]

当 5031 这个号码再次出现在我的寻呼机上时，我已经成了主治医生，累积了多年的经验。当我知道病人的名字是伊冯·曼宁时，我立刻意识到哪里出了问题。

伊冯·曼宁是世界上最可爱的人之一。我和她有着非常亲密的医患关系，是那种被主流观点以及大量寓意美好的文章所
肯定的避免诉讼的最佳方式。我确信她绝不会起诉我。不过， 179
在风险管理部的律师开口前，我已经知道这是关于什么的了。

曼宁女士是一名六十多岁的特立尼达妇女，健康状况良好。我是她的内科医生，因为她的身体没有实质性问题，每次她来医院我们都能留出时间交流各种东西。我们会聊营养与锻炼——通常而言在常规的门诊中聊这些是非常奢侈的——还有她的事业、她的家庭，以及最新的医学突破。虽然她从未接受过正规教育，但她才思敏捷，低调的外表掩盖了几分光芒。她来自一个普通家庭，但凭借努力工作和与生俱来的技能，她成功地晋升到公司人事部门的中层管理岗位。她保证自己的女儿

能拥有中产阶级的生活，并期望她们都能获得大学文凭——她们都做到了。

我喜欢曼宁女士睿智的观察力和她身上散发出的温暖气息。如果我们在医院外相遇，她很容易成为我的朋友，而且我可以说这种感觉是相互的。然后，突然间，乳腺癌从天而降。我们不得不迅速从流感疫苗、胆固醇检查转向化疗和手术。但因为我们已经很熟悉对方，所以整个抗癌治疗进行得很顺利。在这三年间，我和她一直保持着密切的联系，感觉上我们和真正的朋友没什么两样。

在某种程度上，这是我从医生涯中最满意的一段经历。我当然希望她没得癌症，但她的生存理念和交流方式让我成为我可以成为的最好的医生。我陪在她的身边一起走过这段治疗之旅，帮助她不致迷失方向，做一名内科医生应该做的——这些工作常常出于各种原因而受阻。我的动机很简单，就是我很欣赏伊冯·曼宁，愿意为她做任何事。

我花上数小时和她的保险公司打电话，为核磁共振和预立医疗指示据理力争。我说服社工同意她坐救护车回家，因为做完放疗后乘公交车会让人非常不舒服。她入院做化疗时，我会
180 给她带报纸和她最喜欢的柠檬草茶。并不是说我不会为其他病人做这些，但不知怎么，为她做这些特别自然而然。

一天，她突然出现在我的办公室里，因为她感到之前手术修复的地方隐约有些不适。我放下手头的工作给她做检查，发现切口有轻微的红肿和压痛，但不是很明显。可能只是一点炎

症，但也有可能是术后感染。

我呼叫了整形外科医生，但只找到一个什么都不懂的实习生。肿瘤外科医生都在手术室里，普外科医生则在急诊室里忙得团团转。我知道还有其他病人在等我，但我不能让这个问题悬在那儿；曼宁女士唯一的选择就是去急诊室等，而她的情况在分诊系统里的优先级又非常低。

这时，一个文员提到，整形外科的主治医生下午正在儿科门诊做指导。我一把抓住曼宁女士的胳膊，从后面的楼梯间冲到儿科那儿。我绝不能错过这个外科医生。

我们追上了他，最后诊断出是一种轻微的感染，但我们成功地在它扩散前及早发现了它。曼宁女士拿着抗生素药片和热敷用品回家了，而不用被送进医院接受抗生素静脉注射。我们高兴地拥抱在一起，庆祝这属于我们的小小胜利——曼宁女士注意到了哪怕是非常细微的变化，我则坚持不懈地找到了外科医生。我们是一个团队！

不幸的是，癌症无法治愈。尽管最初的治疗有些效果，但癌症也在不断地复发和转移。我帮助曼宁女士梳理了她的预立医疗指示，并对我们的讨论做了大量笔记。她最后一次入院是在其他医院，救护车把她送到了那里，当时她已经不太清醒。但好在我把详细的记录传真给那里的医生，对我有这么多关于她的意愿的资料，他表示非常感激。

伊冯·曼宁走得很平静，没有经受任何她所担心的那种激
进的医疗干预。虽然我没能在她生命的最后时刻陪伴她左右， 181

但我觉得我在精神层面做到了，我确保了她的指示都得以执行。当她去世时，我非常伤心，同时也松了口气，因为我们一起付出的努力得到了回报。她避免了不必要的痛苦，在最舒适的状态中离去。

曼宁女士有两个已经成年的女儿。一个时不时会来照顾一下她，一个则偶尔出现。我清楚地记得我和曼宁女士讨论预立医疗指示的那天。我们在肿瘤科病房，她的临床表现看起来非常糟糕。我们就化疗的局限性谈了一个多小时后，她决定拒绝进一步的治疗，并签署了 DNR（放弃抢救书）。

就在这时，小女儿来了。她身材苗条、高挑，穿着时尚，拎着一个装得鼓鼓囊囊的高档天然食品商店的购物袋。我向她解释她母亲和我的谈话内容。她先是优雅地取出袋子里的昆布汤、菊花茶、长寿沙拉和芹菜汁，把瓶瓶罐罐堆在她母亲的床头柜上。然后，她开口说话，逻辑严密，很有条理。“我认为我母亲的治疗是由她和她的家人来决定的。请见谅，医生。”

我知道这是让我走人的意思。但我不想让曼宁女士尴尬，她刚刚才和我说了那么多知心的话。“当然，”我一边回答，一边起身，“我的目的是实现您母亲的愿望，尤其是当有一天她无法自主表达的时候。无论她现在告诉我什么，我都会记录在病历上。这样的话，我们就能保证我们所做的一切都是她想要的。”

说到这里，我停顿了一下，觉得有必要做详细说明。“不是我想要的，不是她的家人想要的，也不是保险公司想要的。

是**她**想要的。”我给了曼宁女士一个告别的拥抱。在我离开房间时，她的女儿抿着嘴，刻意不看我。

当风险管理部门的律师告诉我，伊冯·曼宁的家人可能要以“不合格的医疗服务”为由提起诉讼时，我知道发起者是她的女儿。我不否认这让我感到很受伤，因为伊冯·曼宁是和 182
我关系最近的病人之一，我为她付出了加倍的、难以衡量的努力。但我也清楚，这件事不是伊冯干的。

我向风险管理部的办公室走去，路上我想起和曼宁女士共度的所有温暖时光。她总是心怀感激，哪怕是对最微不足道的事情——一罐姜汁汽水，一盒额外的纸巾。即使在她病得最重的时候，她也总是留出时间来感谢护士、治疗师和清洁工。我还记得，当我告知她可以选择是否继续治疗，可以提出拒绝时，她是多么如释重负。她的回答如此真诚，让我确信我们是在为她做对的事，她正在得到一流、明智的治疗。我在心里悄悄对她说，**我知道这场诉讼和你无关，这不会改变我对你的美好回忆。**

从法律程序上，伊冯·曼宁的案子比我第一次经历的梅赛德斯渎职官司要走得更远。现在，我需要在亡者家属的律师和医院律师的面前完成取证，由一名法庭书记官逐字记录。但是，这件事发生在医院的会议室而不是法庭里，并没有减轻多少我的不安。

眼前的景象有一种诡异的熟悉感，虽然现在是两名律师（而不止一名）翻阅着冗长的病历，对我几年前在时而匆忙、时而困倦、时而同时为十个不同的病人处理二十件事的状态下写出的诊断进行详细提问。幸好，她是我记得非常清楚的一名病人。当然还有几百名病人是我永远也记不起来的。

曼宁家属的律师指着我的放弃抢救书，问道："你有没有告诉病人，她只剩下三到六个月的寿命？"

"唔，"我尽量用最沉着的声音回答，"预后不可能精确。我一直说，我们的信息基于该类患者在特定生理状况下的平均数据，而不是对任何个体给出固定的数字。对一些病人来说，病程发展会比较慢；对另一些来说——"

"医生，请回答我的问题，"律师打断我，"你是否告知伊冯·曼宁，她只有三到六个月的寿命？"

183 "当病人患有侵入中枢神经系统的复发性转移性癌症，且身体已经极度衰弱时，三到六个月是开启讨论的合理起点，因为——"

"医生，请简单回答我的问题。"

"嗯，是的。我确实说过，对于她这种情况的病人，粗略估计有三到六个月的预后时间，但我要谨慎地强调一点，每个人的具体情况很难预测——"

"奥弗里医生，麻烦你仅回答是或否。"现在是医院的律师在说话，但他看起来对我也很不满意。

我不解地望着他。他不是应该站在我这边吗？"预后不是一个可以用是或否来回答的问题，"我对他说，"无论是预测，还是向病人解释，都有很多细微差别。"

“医生，这不是在做医学讲座。”我早就忘了到底是哪边的律师在不耐烦地反驳，但这已经不重要了。很明显，他们只是想让我用一个词回答。他们对我在现实中为曼宁女士提供的医疗服务并不感兴趣。

其中一名律师要求我描述我在肿瘤科医生和患者之间就继续治疗问题做“协调”的那一天。我记得清清楚楚。我们在曼宁女士的东区 7 号病房。医院的东翼总是沐浴在清莹的晨光中，阳光穿过窗户，照亮了曼宁女士，她可以说是容光焕发，即便她的脸颊已经消瘦了下去。

肿瘤科的同事是一名印度妇女，我记得她脖子上围着一条朱红色丝巾，一直拖到白大褂的后面。由于这次谈话的内容过于重要，她还带来另外一个了解伊冯·曼宁情况的临床肿瘤科医生。我作为内科医生也在场。我还记得曼宁女士请医生们坐到她的床上，让气氛变得更温暖也更亲密。我拉了一把椅子凑近。我们四个女人围成一圈，就像个小家庭一样。肿瘤科的医生很认真，也很关切，她们列出了每一种治疗方案，以及所有可能的风险和好处。每讲完一种方案，曼宁女士都会转头看 184
我，我会重述一遍刚才的内容，以便她能够反复考量。

情况很不乐观。癌症已经第二次扩散到她的大脑，医生正在给她做姑息化疗。这种疗法无法根治癌症，但有可能缩小肿瘤，减轻曼宁女士的头痛症状。但是，曼宁女士的身体已经因为癌症而极为虚弱，这一现实使得利害的天平有了明显的倾斜。

谈话结束后，我记得自己心里想，这就是医疗服务应该做的。病人和她的医生是一个团队，所有人都要参与讨论。我们聊了一个多小时，没有人着急结束，每个问题都得到了解答，每一种选择都摆上了台面，并给出了现实评估。没有任何的陈词滥调，只有充盈的同情之心——医生对病人，病人对医生。曼宁女士理解这对医生来说并非易事，她对我们的同情是一种我永远都不会忘记的人道主义姿态。

“肿瘤科医生告诉曼宁女士，如果她不接受治疗，她就会死，对吗？”曼宁方的律师在问我。

我花了点时间才回过神来。“不，”我轻轻地说，“不，根本不是那样的。肿瘤科医生告诉她，治疗只是治标而不治本，可能会让她的生命延长几周。但她们没有粉饰现实。她们非常温柔，但也诚实地——”

“医生，请回答这个问题。”

“我**正在**回答，但这个问题不存在简单的答案。是的，她不接受治疗就会死，但那是——”

“但根据家属所说，你建议她放弃治疗，而肿瘤科医生则建议她接受治疗。你鼓励病人拒绝专家的建议。”

“不是，”我说，开始觉得困惑，“事实不是这样。我们一起讨论过。肿瘤科医生和我，我们一起和伊冯谈的。不是她们尝试说服她做什么决定，而我努力叫她不要同意。这是一场各方都深度参与的讨论，我们——”

185 我的律师转头对书记官说：“我们能把录音关掉一会儿

吗？”然后他面向我。他的声音不能说不友善，但很公事公办，而且带着一种显然他已经讲过很多次的腔调。“奥弗里医生，这不是让你解释你的医疗理念的论坛。这是取证，他们怎么问，你就要怎么回答。请不要展开或离题。仅仅回答问题就好。”

两周后，一个挂号信包裹送到了我家，里面是一沓一英寸厚的证词记录。**请仔细阅读**，风险管理部门的通知提醒道，**如果你的证言抄录有任何问题，请用红色标记并通知我们的办公室**。我把包裹踢到床底下，再也没看过它一眼。

被评判会激发出一种强烈而独特的五味杂陈的情绪，即便是最沉稳自信的医生也会感到不安。在我和律师的两次接触中，最强烈的感受就是那种被暴露在审查的强光下瑟瑟发抖的感觉，那种浑身赤裸而对面的审查官却穿着衣服且舒适的感觉。

我试图拼凑出这种强烈反应的源头。我当然也在其他情况下被评判过，但不曾有这么困扰。我收到过国税局的信，判定我报税错误，还额外欠了很多钱，让我很是恼火，但我没有暴露于众的感觉。我的大提琴老师每周都会对我评头论足，而且从不拐弯抹角，但这反而鼓励了我，即便当时我有点难受。我觉得他是想帮我变得更好，我因为这些评判而加倍努力练习。

但让这些律师——哪怕是为我辩护的律师——分析和检

查我的医疗服务，那种感觉真的很糟糕。尤其是伊冯·曼宁的案子，我觉得自己被人刺了一刀。为了照顾她，我付出了那么
186 多。尽管她的病很重，尽管她的死不可避免，但我仍然认为我和她的相互配合是真正的医患伙伴关系。我想自己尽力发挥了作为医生所能发挥的最大价值。

然而这一法律程序似乎是用来打消此番念头的。在律师尖锐的问题下隐藏着不言而喻的潜台词，那就是我犯了什么十恶不赦的罪，盘问的目的是揭穿我。我感觉自己受到敌视，就连站在我这边的律师也在敌视我。

伊冯·曼宁和梅赛德斯的案子都没有走上法庭。双方律师进行了谈判，或者是律师和其他什么人进行了谈判，总之指控被撤销了。遗憾的是，情绪无法以同样轻巧的方式“撤销”。几十年后，我仍然记得那些检查带给我的刺痛感，虽然有所减弱，但还是在。

我在诉讼上的经历非常典型。即使医疗事故诉讼没有后续（大都如此），也会造成无形的伤痛。可悲的是，没有人意识到这个问题的重要性——大多数医生在他们的一生中都会遇到这样那样的诉讼。美国医学协会报告称，到职业生涯中期（55 岁），有超过 60% 的医生曾卷入诉讼。[3] 科室不同，情况也会有所不同，神经外科和心脏外科医生面临的索赔最多（每年近 20% 的医生有此遭遇），儿科和精神科医生最少（每年 2%—3%）。[4]

完整诉讼最大的缺点就是旷日持久。整个过程可以持续数年，以让人难以忍受的缓慢节奏把所有坏情绪都拉扯出来。两

名精神科医生在记录他们的诉讼经历时，将其描述为“长达六年的牙痛，基本特征是持续、轻微、噬咬的不适，其间伴有急性发作的刀割样疼痛”。他们这样形容六年里笼罩在他们身上的阴影。“我们在诉讼带来的半阴影中工作、生活……它让我们花费大量的时间对我们自己、我们的病人（现在已是原告）的治疗方案暗生疑虑，做巨细无遗、令人痛苦的审视。”[5]

被评判带来的情感伤害是非常严重的。人们常说，应付一场官司就和家里有人去世一样。医生们最终（往往是下意识 187
地）为曾经的他们感到悲哀——怀抱理想主义的他们，相信奉献精神、专业知识和同情之心就是他们需要的全部，能够保护他们免受诉讼之苦。但这个信念被打破了，许多医生愤愤不平，因为他们失去了行医的快乐。许多医院开始不愿接收那些有困难或复杂病情的病人。

令人震惊的是，这些情绪反应在医生群体中普遍存在——无论案子是否进入庭审阶段，甚至无论他们是否被判有罪。一个案子因理由不足被驳回，或是在公共法庭上被宣告无罪，对缓解情绪反应基本起不了任何作用。[6]医生们一直被（通常是律师）劝说不要把诉讼个人化，但这根本做不到。几乎每一个医生都会觉得自己的能力和医生的身份受到了挑战，即便是完全无谓的诉讼。以你是谁这个本质问题来评判你的那种感觉盖过了给定案子的事实部分。

萨拉·查尔斯是一名年轻的精神科医生，刚毕业七年。从轻度抑郁症到全面型精神分裂症，她在执业期间处理的疾病各种各样。其中难度最高的是那些患有边缘型人格障碍的病人，他们以情绪波动和生活混乱出名，易怒和关系不稳定是他们的特征，这些人在精神病治疗中属于最难对付的。

娜塔莉是一名患有边缘型人格障碍的在读研究生，刚开始接受萨拉的治疗。她们定期会面，共同应对情绪危机和日复一日的煎熬。娜塔莉没有中断学习，她的个人生活也相对比较平静，这些都说明一切可控。11 月中旬一个寒冷的周六，娜塔莉在持续治疗两年后，穿过窗户爬到了防火梯上，然后顺着梯子爬到楼顶，跳了下来。

188 听到这个消息时，萨拉非常崩溃，也非常震惊。她前一天才刚刚和娜塔莉通过电话。娜塔莉说要回家探亲，她预约了周一去见萨拉。这些都是她状态稳定的迹象，而不是自杀的征兆。过去几个月里，她们已经取得了实质性的进展。怎么会发生这样的事呢？

跳楼并没有要萨拉的命，但她受了很严重的伤。在医院里治疗的时候，娜塔莉要求她的精神科医生来见她。萨拉赶到医院，看到的是一个被击垮了的年轻漂亮女人。她的喉咙里插着呼吸管，身体被金属支架固定着，眼睛因恐惧而颤抖，几乎不能言语，她就像——用萨拉的话说——“一只被残忍地困在铁丝网里的小鸟”。这是萨拉永远无法忘记的一幕。

康复治疗持续了一个月又一个月，大家逐渐意识到娜塔莉再也不能走路了。这几个月里，萨拉继续陪伴她，帮助她适应截瘫患者的生活。娜塔莉对她的新生活充满了愤怒和自责，治疗过程也很紧张。第二年春天，娜塔莉终于出院了，回到了学校。她还是会每周接受萨拉的治疗，但春天过后，她决定换一个精神科医生。

10月，当金色和黄褐色的秋叶开始浸染街道，一封来自联邦法警的信送到了萨拉的办公桌上，信中说，萨拉——在此称为“被告”——在治疗娜塔莉时有所疏忽，“没有认真对待原告的抑郁症和自杀倾向，拿它们开玩笑，侮辱和贬低（她）……其导致的唯一结果就是让原告陷入更深的抑郁……最终自杀未遂”。[7]

开玩笑？贬低？

娜塔莉的案子对萨拉的打击很大，她决定对自己精神科医生的工作进行批判性的自我审视。她和另一个资深的临床医生一起，花了整整一年时间，细细检查了她和娜塔莉的每一次治疗，确保没有遗漏任何信息。大量的时间、思考以及心血都倾注到娜塔莉的案例上——不论是过去还是现在。

疏忽？侮辱？ 189

萨拉收到信后，花了好几个小时才缓过神来。但与随后数周、数月，乃至数年的痛苦、自我怀疑和孤立无援相比，这根本算不了什么。仿佛有一道无形的格栅把她与医学界的其他人隔离开来，让她独自承受这一切。

法律制度远不只是提供理性的、事实性的分析，它更像是在医生的伤口上撒盐。庭审的准备工作没完没了，极为消耗人的精力。萨拉的医生工作，还有她的个人生活，都被临时会议、重新安排的取证、紧急电话和无休止的等待肆意践踏。当开庭日期终于临近时，萨拉做足了上庭的准备，鼓足勇气面对即将到来的攻讦，可这时法官度假去了，庭审推迟。

又是新一轮的准备，重新给病人安排时间，为庭审打起精神，接着，案子中的一名律师要办婚礼，整件事又被推迟。庭审被推迟了四次，整个过程拖了五年之久，让人不堪忍受。医疗系统似乎并不关心这些影响医生、病人和双方家庭的痛苦情绪或由其导致的后果，更不用说关心萨拉的其他病人了，他们的治疗都被这个过程持续打乱。

当此案终于进入审判阶段时，萨拉“赢了”。陪审团认为，她为娜塔莉提供了应有的照护，对娜塔莉的行为以及后来的结果——无论有多么不幸——不负有责任。然而，萨拉发现，和数以万计的与她同病相怜的医生一样，被证明清白对于抚平多年来的伤痛几乎毫无帮助。

和数以万计的医生一样，她意识到整个系统从根本上是有缺陷的，恶性情况反复无常。在这一过程中，生活被无情地摧毁了，而病人最终也没有获益。大多数案子从未走上法庭，而那些病人通常无法胜诉。即便是庭外和解，也很难完全解决每一个人的问题。（但无论结果如何，律师永远都赚得到钱。）

190 但和其他医生不同，萨拉决定做点什么。她与美国医学协会和各种医学专业协会的负责人沟通后发现，没有人在关注这个情况，尽管差不多每一个医生都有自己痛苦的医疗事故可讲。问题日益严重，可似乎也因为它过于苦痛，没有人敢去承担。

因此，萨拉开始研究医疗事故对医生和病人的负面影响。此外，她还写了一本书，记录了自己的医疗事故。[8]她的大量采访和调查显示，医疗事故诉讼无论是否进入审判阶段，无论谁赢谁输，都会腐蚀心灵，而且诉讼旷日持久的特性也注定双方当事人要经历巨大的痛苦。[9]

对医生们来说，诚信攻击是全方位的。没有一个受到指控的医生能毫发无损，即使是那些知道自己没做错任何事、被证明无罪的医生都经历了痛苦的煎熬。如果只有品质低劣、行医不合格或者傲慢、无情、不善于沟通的医生被起诉，那是另一回事。但也有很多与病人保持着长期信任关系的医生被起诉。良好的沟通和信任可以减少诉讼的数量，但显然无法阻止诉讼发生。许多优秀的、有爱心的医生都收到过那种可怕的挂号信。[10]

在采访中，萨拉告诉我，她遇到过一名家庭医生，曾接生了一个脑瘫婴儿。作为孩子和整个家庭的初级保健医生，她与这家人保持了长达二十年的亲密的关系。就在孩子快二十一岁的时候，也就是诉讼时效快到期时，这家人以医疗事故为由起诉了医生，说她在产妇分娩期间的不当操作导致了孩子的脑瘫。

医生崩溃了，不敢相信二十年来的亲密关系、支持、沟通

和关心到头来毫无意义。她甚至宁可相信这个家庭是出于经济
191 原因，担心父母死后孩子没有经济来源，才提起诉讼。尽管如此，这依旧让她非常沮丧。

然而，我们的医疗事故制度伤害的不只是医生。最终，可能是病人承受了最大的伤害。[11]对于被牵涉进诉讼的患者而言，这一点显而易见。通常有诉讼就意味着预后不良，而病人就是那个要为此遭罪的人——无论这是因为某人的错误还是只是运气不好。一想到医生可能不当或草率地治疗自己，感觉就像经历了一场可怕的背叛。

制度本身很难解决这样的感受（当然也无法消除预后不良）。法律制度无限期的拖延，让原告和被告都一样备受折磨。但这种痛苦延伸到了其他病人那里，而不仅仅是那些提起医疗诉讼的人。诉讼带给医生的情感创伤从根本上改变了他们，以及他们的行医方式。鉴于有 60% 或以上的医生或早或晚会被提起诉讼，这就是说，医疗事故带来的恶果将影响大多数病人的医疗护理。这些影响可以是巨大的；事实上，正因为它们难以被分离出来，影响变得更加隐蔽。

几乎所有被起诉的医生都会或多或少改变他们的行医方式，这可能对病人产生甚远的影响。防御性医疗，即过多的检查和过度的治疗，是最常见的反应。这听起来似乎不会对病人造成什么根本性伤害，但实际上伤害是可能的，甚至是致命的。在医疗事故发生之前，医生可能会通过病史和体检来评估病人的头痛，随后得出不严重的结论，让病人安心。医疗事故

发生后，医生可能就不想冒险了，她会给每一个头痛的病人安排 CT 扫描，即使她在临床上认为头痛无关大碍。临床判断在证人席上是站不住脚的。

这些多出来的 CT 扫描释放的辐射剂量迅速增加。据估计，不必要的 CT 所产生的辐射可能导致多达 300 万例的癌症。[12]（吉尔伯特·韦尔奇的《过度诊断》是一部让人大开眼 192
界的著作，探讨了过度检查带来的危害。）[13] 不必要的检查带来的危害真实存在，而病人是最终的受害者。

当然，还有财政负担。保守估计，防御型医疗和责任成本有 550 亿美元。[14] 我们可以想象，如果这笔钱用于预防疟疾、接种疫苗或产前护理该有多么好。

在经历了一场诉讼后，医生个人往往会审慎考量他们的治疗对象。病情严重或者被认为有极高诉讼可能（无论出于何种原因）的病人都会被拒之门外。萨拉·查尔斯在她的诉讼结束后，不再接诊边缘型人格障碍患者。这不值得她冒险。而对那些正遭受巨大痛苦的病人来说，他们现在又少了一个医生。

一项针对整形外科医生的调查显示，近四分之三的医生为了减少诉讼而拒绝接受病情复杂的患者。甚至有更多医生在尽可能回避复杂的手术，因为它们产生不良预后的概率更高。[15] 将这一情况乘上数以万计因诉讼而伤痕累累的医生，结果是患有严重疾病的人将更难获得医疗服务。

另一项针对七千多名外科医生的研究发现，有四分之一的人近期有诉讼在身，而被起诉的医生更容易感到倦怠、抑郁和产生自杀的念头。[16] 想象由一名倦怠、抑郁或有自杀倾向的外科医生做手术，是多么令人毛骨悚然的画面。

最后，是对医患关系的影响。这一点很难衡量，但结果也许意义深远。对于绝大多数全身心投入工作的医生来说，被指控不当治疗就像信任被亵渎了一样。萨拉·查尔斯在她的书中写道："医生真的很在意这件事，尤其是那些对他们在专业治疗中有所疏忽的指控。"[17] 他们会觉得很难再去相信别人，他们害怕再次受到伤害。这是一种情感体验，类似于你的配偶出轨——你对能否再次信任对方持怀疑态度。

信任是有意义的医患关系的重要基础，它必须是双向的。
193 当医生对付出信任和情感这件事流露出一丝犹豫时，即使是无意的，病人也会察觉出来。现在，双方将在一种警惕、怀疑的关系中合作下去。这在婚姻里行不通，在医患之间也一样。它只会滋生引发诉讼（和离婚）的行为——沟通欠佳，互不信任，情感投入匮乏。

据估计，低风险科室（儿科、皮肤科、精神科）的医生中有 75% 在 65 岁前会遭遇诉讼。对高风险科室（神经外科、心脏外科、妇产科）的医生来说，这个比例达到 99%。[18] 照这样看，医疗事故产生的影响几乎可以覆盖每一个病人。

评判医生的方式有很多种，医疗事故诉讼只是其中之一。在医学学术领域有 M&M 会议，医生们当着同行的面讨论自己的失误和不良预后。根据不同的机制，会议的气氛可以是情感支持、中立教育，也可以是恶意惩罚。

如今，还有质量指标来评判医生们的工作。这些量化的数据（例如住院天数、血压得到控制的病人比例）是衡量医生治疗水平的客观标准。我们在下文会看到，这种客观性本身就容易产生主观性和偏见。

渐渐地，病人也开始评判医生。只要在病人满意度的正式调查中加入这一部分的内容就可以做到，也有越来越多的网站可以让病人给医生打分，和人们给电影和餐馆打分一样，评分从一星到五星，通常还带有结合自身经历的评价。我们稍后再对此详加讨论。

有一种观点认为，接受评判是在塑造品格，从满意度调查和质量报告中获得反馈是一种具有建设性的自我提升的方式。这种说法当然有一定的道理，但现实复杂、微妙得多。接受评判是一把双刃剑，很多时候，人们预期的实际效果会因情绪消 194
耗而大打折扣。这对医生——以及他们的病人——的影响是巨大的。

质量评估的这一举措及其引发的后遗症与医疗事故的情况有许多共同点，尽管至少就目前而言，前者的影响范围较小，产生的结果较轻。而这种理念的基础是有人认为应该有一种切实的方法来评估医疗服务的质量，用一种客观的手段来区分医生的良莠。这听起来很合理。

那么，问题来了，应该评估什么呢？就普内科医生或家庭医生而言，评估的内容可以是他们的病人中有多少人患了心脏疾病，有多少人戒了烟，有多少人的胆固醇在两百以下并控制住了血压，又有多少人接种了全部适用的疫苗。

以上所有指标评估的都是健康的身体理应具备的条件，不会有医生提出反对。但在实践中，这些因素中的每一个都极其复杂。即使是像疫苗接种率这样相对直接的衡量标准，也取决于医生个人素质之外的一系列变量：护士的多少、不同保险公司的承保范围、工作时间的灵活程度、病人的受教育水平、每次就诊分配的时间等等。

这就是为什么有那么多医生对质量评估感到不快。有一些人怀疑这样的评估是否反而降低了医生进步的动力。[19]选择用有限的数据作为衡量标准，这可能对流水线式的工作非常有效，但对于涉及思考、决策、判断、沟通和创造力的复杂任务可能只会适得其反。[20]专注于细枝末节，即便是个别重要的衡量标准，也会削弱一个人想要进步的决心和能力（提供自主的工作环境、提高整体的工作满意度似乎效果更佳）。

接受“质量”评估给我留下的可怕感受和我在经受审视后的一样。我们医院为了改进对糖尿病患者的治疗服务做出了巨
195 大的、值得称道的努力。毫无疑问，糖尿病是我们面临的最复杂的疾病之一，而这些病人将得到最好的照护。

鉴于此，每个医生都收到了一张评估表，上面列出了他或她的病人的血糖、血压和胆固醇达标的比例。这些似乎是衡量我们工作表现的再正常不过的数据了。

我的评估报告结果很一般，远低于医院设定的目标。这让

我感觉糟透了，因为我把自己的一切都献给了工作。但这些难看的数字让我很不安，所以我变得更加努力，在办公室待到更晚，夜里和周末在家时也都在和病人通话。然而，数字还是一动不动，令人万分沮丧。

我在《新英格兰医学杂志》和《纽约时报》上写过这段经历。[21] 在文章中，我试图说明，这些指标无法全面评估质量，只是衡量了那些方便行政人员衡量的东西，但它们加起来并不一定就是好的医疗服务的全部。

大家的反馈迅速而激烈。重复最多的话是："奥弗里医生，你害怕被确凿的数据评估吗？"

嗯……是的。我害怕。这就像再次和那些律师坐在一起，我说的每一句话、做的每一个动作都要接受仔细的审查。再一次，在强光下，不苟言笑的观察员正等着发现我的错误，然后将它公布于世。

我在文章里集中讨论了质量评估的问题，它们的衡量方式和盲人摸象一样，只描述了治疗过程中孤立的部分。我指出，当人们需要看医生时，他们中的大多数——包括医生自己——想要找人推荐的是聪明的、有爱心的、全面的、周到的、值得信赖的医生，而不是那些数据最好的医生。

我对质量评估引发的具体问题展开了猛烈抨击，不过真正驱使我写下这些长篇大论的是被评判的可怕感受，是那些可能会摧毁我的发心、灵魂和生活的"客观"数据。我清楚这多半是一种情绪反应，但我对此无计可施。

196 然后是病人对医生的评价。病人总是以口口相传的方式分享有关医生的信息。其实，正如我上文所提到的，大多数人都是这样找医生的。现今，互联网和社交网站已经将这一方法带到了一个新的高度，你可以从范围更广的网络社区中了解医生的真实情况，而不再只是听朋友和邻居的推荐。

我记得有一天，本地的一家点评网站开始对医生进行打分，之前它仅针对家政服务业。它在我们的公共广播电台上做广告，每隔一小时，我就会听到："安吉排行榜——点评水管工、清洁服务……**现在医生也有了！**"我不禁注意到这重音中夹带的胜利意味：**现在医生也有了！**它仿佛在说，**我们可逮住你们了，你们这些狡猾的医生，想躲在暗处逃掉点评！**

点评网站的数量迅速攀升，激增的速度比重症监护室里的耐药金黄色葡萄球菌还要快。一般在互联网上搜索医生，前几页出现的都是点评网站。你必须往后翻好几页，才能找到关于医生的确切信息——简介、合作医院、诊所网站、职业会员资格、医学委员会认证。

同样发展迅速的还有网络风评管理员，其中许多是针对医生的。医生是一个很有吸引力的目标人群——差评会让他们损失惨重，而他们又比一般人来得有钱，却没时间。按照这个发展速度，每一个医生都将需要一名个人管理员，搭配标准的医疗事故保险。

很多人认为，选择医生所需要的考量要比选择烤箱或选择一家墨西哥餐厅更复杂一些。但也有越来越多的人意识到，要想较为全面地了解医生的资质，除了执照、医学委员会认证和办公时间这些标准信息，病人的点评也很有必要。

对此，医生不出所料地没有像病人那样热情。他们担心， 197
病人会因为一些小事（比如候诊时间太久）或无法控制的事情（比如保险问题）而用报复性的评论来发泄心中的不满，从而轻易毁掉他们的声誉。因为大多数医生得到的评论都很少——比当地的中餐外卖还少得多——一两个负面评论就可能产生巨大的影响。事实上，大多数网站上的用户都是匿名的，也不需要在任何地方注册，这增加了轻松复仇的可能性（尽管有一些网站的确需要注册）。用户是否真的去看过某个医生，无从验证。

病人们的评论往往集中在医疗服务的外部因素上，例如医生有多和蔼，行政人员有多友好，安排了多少次检查——这些任谁都可以观察到。但他们能评估医生的水平或实际的医疗服务质量吗？

我从来不在互联网上花时间搜索别人的点评——这种行为看上去太卑鄙、太八卦——但为了写我的书，我觉得自己应该获取一些原始数据。因此，我决定试水——当然，纯粹是出于研究的目的。我浏览网站，看到了和我一起工作的同事、以前的同学、我培训过的住院医生，甚至是我自己的医生的点评。一探究竟的冲动立刻涌上心头。我想看看病人是怎么评价那些我认识的人的，但又感到有点尴尬，尤其是偶然看到负面评论的时候。

我看到一名医生的评分，她是我的同事，也是我自己的医生。我喜欢她，因为她对待医学及生活的严谨态度。她奉诚实为圭臬，不爱用花言巧语。这种个性很受一些人欢迎，但也会让另一些人不适，在她的点评中可以明显看到这一点。一半的病人给了她五颗星：“她太棒了！我喜欢她！我一定会推荐她。”还有一半则给了她一颗星，留言道：“对我的头号敌人我都不会推荐这个医生。到此为止！！！”他们给她的各项都打了最低的分数，甚至连医学知识和临床技能也是。

198 作为她曾经的病人，我知道她是个直性子，我也可以理解对一些人来说这种行事风格可能有点粗暴，但她给病人看病一点不马虎。因为和她共事过，我深知她对医学的执着，她总是以饱满的热情和爱谈论她的工作。然而，那些不喜欢她沟通方式的病人则会把个人的感受放大到她所提供的治疗的各个方面。

当然，这又回到了情绪反应是如何影响我们所看到的一切的讨论。但更宽泛地讲，它说明了一点，给出有意义的评价是多么困难。对待病人和蔼可亲的老医生们，即便他们的医术已经半个世纪没有更新迭代，但和那些人际交往技巧僵化如穴居人的临床天才（现实生活中的格雷戈里·豪斯医生）相比，仍可能获得更高的点评。这并不是说临床礼仪要比临床技巧更重要或更不重要，而是说这些针对医生的点评网站和所谓的客观质量评价标准一样，有着诸多限制。

看到网上对这位医生的苛刻评价，我觉得难以接受，我知道她很有能力，很有责任心，有她照顾，我感到非常放心和安全。这些评价可以说是一种极大的不公。当然存在一些烂医生，他们配得上所有的差评，但她不是那种医生。如果我们把好医生都赶走了，还剩下谁呢？我决定，要把自己对她的积极评价加进去，来对抗那些过于负面的。参与到一个让自己五味杂陈的系统中去是一件略奇怪的事，但我仍然把我的五星好评打了上去，还加了好多个感叹号，多到能让我的高中英语老师脸色发白的地步。

带着几分恐惧，我决定在点评网站上搜索自己的信息。毕竟，这么做都是为了研究。它们给我的第一印象是震惊，震惊于它们对我的了解。我从未和它们有过任何接触，而它们却对我有相当多的了解。首先，每个网站都写明了我的年龄，我从医学院毕业的年份。我知道这些信息很容易获得，但是，把一个人的年龄放在页面上，加粗、居中，感觉有点被冒犯——这是我在个人简历上省略不提的那种信息。其实，后来我发现医生的个人信息在网络上随处可见。[22]

在这些网站上，有各种各样关于我的怪事情，肯定不是我 199
自己说的。有一个网站建议病人在找奥弗里医生看病之前，先阅读“治疗痔疮的八种方法”。不过，还好我的身高、体重和对笨重鞋子的嗜好没有被列出来。

最终，我没有找到关于我执业方面的评论。我很愿意认为这是对我医疗能力的有力肯定，但更有可能的是，我的大多数病人缺少财力、教育和语言上的资源，无法在网上发出评论。这次经历说实话让我有点难过，因为它提醒了我，我的病人们面临一些障碍。但我也要承认，这对我而言是解脱。有的医生得到的评论很尖刻，如果我的病人也那样看待我，我很难承受。

梅赛德斯的意外离世是我迄今最感伤痛的案例之一，其本身就成为一种评判。虽然她的案例没有上过法庭，但我永远也不能心安。她被**某种东西**杀死了，而我们永远不知道那是什么。

梅赛德斯去世两周后，我的实习期结束了。当我走出医院时，我不确定自己还会不会回来。这本该是我结束十年医学院、科研和住院医生实习生涯的高光时刻，而我却在怀疑自己。

在此之前，我一直沉浸在知识等于能力的医学文化中。我们知道得越多，就越优秀。我们把知识强行灌进喉咙，就像法国乡下农民拿鹅肝强行喂食鹅一样。整整十年，我几乎没有喘过一口气，因为我清楚我需要知识。

但梅赛德斯的逝去给了我一记响亮的耳光，直接击碎了我这个初出茅庐的医生为自己打下的基础。如果从我的同事、我的主治医生、我发表的期刊文章、我写的书、我在图书馆检索
200 中搜集出的所有信息都无法阻止一个二十三岁的美丽女孩在我眼前逝去，那么，作为一名医生，我到底在做什么呢？这种自我批判要比律师小题大做的种种行为让人痛苦得多。

当我的其他实习同事在实习期结束后开始做研究或工作时，我选择斩断自己和医院的联系。当我的朋友们成为独当一

面的医生，或接受进一步培训成为心脏科医生或肾脏科医生时，我在危地马拉和墨西哥的小城里游荡，学习西班牙语，补读十年来我错过的小说。我做了一个月的临时医生，到处给人看病，以养活自己，但我始终与那个激烈的学术医学界保持着距离。我需要思考。也可能，我更需要去感受。

我游荡了十八个月，走遍了中美洲、南美洲的乡村，那里是我很多病人的家乡。当时我还不认识茱莉亚，但在这次旅行中，我离她的村庄一度几步之遥。正是在这次漫游中，我开始书写我和病人的故事，包括梅赛德斯的故事。不慌不忙的写作节奏——与医疗的高速运转形成鲜明对比——让我有时间重新审视这些经历。它给了我深入思考的机会，我认为这是我的病人理应得到的，然而，在现实的医疗中根本不可能有这个时间。

在危地马拉的青年旅社里，我写下了我能记得的有关梅赛德斯的一切。我花了几个月的时间来写她的故事——修改、反思、再现。最终它凝结成我的第一本书《不寻常的亲密关系：成为贝尔维尤的医生》的结尾部分。

虽然我在智识上受挫，但在情感上，我收获很多。和梅赛德斯一起待在重症监护室的那个晚上让我心如刀割，但或许这也是我作为医生最真实的一次经历。因为感到悲伤，所以我哭了。逻辑很简单，但在高强度的学术医学界鲜少有人能做到。我站在重症监护室里，被牧师用双臂环

抱着，梅赛德斯的家人围在一旁，我觉得自己被当成了一
个普通人。不是医生，不是科学家，也不是理性逻辑的使
201 者，仅仅是一个人。和紧紧地围在10号床周围的每个人
一样。这个圈子有一股力量，是我在同事或教授那里没有
感受过的。这股力量释放了我对掌控知识的紧绷心态，正
是依靠这种心态我才成为一名医生。那些肌肉经过多年的
磨炼，让它们放松下来是对疼痛的极致缓解。

这并没有让我远离医学，而是更吸引了我。我确实需要休息一下，但我知道自己还会回来。我还想学习更多的知识，成为一名更睿智的医生，但我也想和这个世界上那些活生生的、会呼吸的、有感情的人在一起。我想待在这个神圣的地方，这里充满了真实的情感，他们的和我的情感。我仍然不清楚十年前自己最初选择进入医学界的原因，但现在我知道我想留下来的原因。[23]

茱莉亚（七）

在茱莉亚住被送进哥伦比亚大学附属医院的手术室接受心 202
脏移植手术的四十八小时后，我踏上了为期两周的讲座之旅。老实说，我一点都不想去，但这些讲座早在大约一年前就计划好了。而且我知道茱莉亚会得到很好的照顾。

平心而论，我知道自己在这种时候帮不上什么忙。我是她的初级保健医生，因此我的工作是对她的一般健康负责，帮她控制复杂的心脏病，记住她打流感疫苗以及再来开药的时间——努力让她活下去，直到心脏移植手术成功。现在我已经做到了，这个阶段我应该靠边站，留出空间给移植专家和心脏科医生来发挥。厨子太多烧坏汤。等她可以重启正常生活的时候，我会在贝尔维尤做好准备迎接她。

回到医疗平凡的一面将是一件多么愉快的事。进行乳房 X 光检查或宫颈细胞脱落涂片的检查是一件多么幸福的事，这些筛选检查对未来做预告。担忧尚未出现的疾病，本身就意味着有一种疾病早晚会来。长久以来我都很害怕，害怕到不敢去想茱莉亚的“未来”。但现在，我们至少有了一线生机。

不过，我并没有自欺欺人地以为，接下来的一两年将风平
203 浪静。相反，对茱莉亚余生都要服用的免疫抑制药物所带来的负担，我有充分的认识。我目睹过一些病人经历这个过程，极其不易。头六个月最为辛苦。

排异是始终存在的一种担忧，剧毒药物引起的并发症可不是什么小事。关于茱莉亚仍要面对的那些挑战，我不会盲目乐观，但至少事情在推进。我从波士顿到达拉斯，到罗切斯特，再到巴尔的摩，接着在家里停留了一两天，就再次出发了。连轴转的讲座不是我想要的，但这个特别的10月就是攒了那么多的工作。当这一切都结束时，我想我会很开心的。

我和哥伦比亚大学附属医院的心脏病医生一直保持联系，密切关注着茱莉亚的病情进展。正如预期的那样，她健康的身体帮她挺过了艰难的手术。当然，将一个器官从一个身体移植到另一个，照搬教科书是不可能的，但茱莉亚表现得很不错，已经在准备出院去心脏康复中心了。

我从一个讲座进入另一个讲座，始终兴致昂扬。我一直在引用我的《翻译医学》一书中的片段来讨论医生是如何与来自不同文化背景的病人打交道的。讲座中，我经常大声朗读关于茱莉亚的部分，以强调移民身份、语言和外伤史给医生带来的挑战。不过，现在我可以加上一个大圆满的结局。由于我在讲座里穿插了许多医疗悲剧，这一刻的感受是如此不同——无论是字面上还是医学上。它让我对医学充满了信心，对人类充满

了信心。一次，我在讲座上布道得太热情，以至于我敢肯定，台下的医院行政人员会放弃手头所有的电子表格，开始拼命补习有机化学，这样他们就能够参加医学院入学考试了。

一个周二下午，我带着笔记本电脑坐在巴尔的摩一家酒店停车场的出租车等候区，蹭大堂里的免费 Wi-Fi。虽然这里有出租车排放的尾气味，有司机抽烟的烟味，有不断的按喇叭声，算不上是最佳位置，但总比大堂要好，大堂里响亮的莫扎特金曲四十让人连表面上的连贯思维都无法做到。

我正锲而不舍地整理着电子邮件，这时收到了心脏病医生 204
发来的一则简讯：茱莉亚两次中风。

在和茱莉亚相处的那些年里，焦虑如巨蟒一般伴我左右，十天前我终于战胜了它，现在它又以迅雷不及掩耳之势复活了，冻结了我的每一根神经。中风？我满脑子都是抓狂的疑问：大中风？小中风？出血性？栓塞性？能康复的那种？导致瘫痪的那种？随着各种可能性被残酷、精确地排查出来，巨蟒开始紧紧盘绕我。

我拼命想要掌握更多信息，脑子却仿佛在泥浆里游泳，动不起来，茱莉亚过去常常用这个比喻来形容她的身体在缺乏足够的血液供给时的感受。大脑的神经元在龟速运作，我艰难地拼凑出发生在这个停车场两百多英里以外的地方的事情。

移植科病房里也随即展开了一场疯狂的医学评估：是什么导致了中风？是可逆的吗？药物能减轻症状吗？神经外科医生甚至在她的头骨上钻了一个孔，对脑组织进行活检，希望能发现某种感染，可治疗的感染。

但最终发现，不过是茱莉亚的大脑和血管已习惯了之前那颗残破不堪的心脏勉强流出的血流，而无力承受一颗强健的、二十二岁的心脏喷射的力量。

当我坐在停车场的长椅上，受心中的巨蟒支配而动弹不得时，下一条消息传来了：生命支持系统将被撤走。

我把这几个字读了一遍又一遍：生命……支持系统……将……被……撤走。我的眼睛在这句话上来回打转，对它语法上那残酷的被动结构感到恼火。

生命支持系统将被撤走。

出租车的喇叭声听不见了，柴油燃烧的味道闻不到了。移植消息带来的兴奋像蜡一样融化。贝尔维尤的工作人员在行政方面付出的巨大努力落空了。在那么多次的住院治疗中，茱莉亚表现出的沉静的坚强意志也随风飘散了。泪水顺着我的脸颊滑落，茱莉亚的生命仿佛从我的掌中一点点溜走，直到我两手空空。

205 这似乎是不可能发生的事。我们曾离目标那么近。从我站在贝尔维尤医院西区 16 号茱莉亚的病房，到我成功地不用再宣判她的死刑，已经过去三千多天。在医疗和情感的迷宫中走了三千多天，一路上被各种残酷又矛盾的状况刺激。三千多天，我们终于走完了。不管怎样，茱莉亚活了下来，她努力想要走更远。当移植的好运气到来时，就像是神圣的正义降临。然后，命运如一块铁砧，砰的一声把我们击倒。

我们曾离目标那么近!

第二天早上，我登上了开往纽约的美铁列车。我周围熙熙攘攘的人，以及他们说话的声音，汇成一片混沌的感觉淤泥。我凝视着窗外，却无法驻目沿途东海岸的风光，它们无精打采地从我眼前掠过。火车咔嚓咔嚓向北行驶，我的消化道里仿佛长了一块白垩石，每过一英里，石头就重一分，纹理也粗一分。无论我最爱的小说和歌剧是如何描述悲伤的，它都与纯洁、高尚无关。它就是脏的。

在宾州车站，我没有像往常那样跳上出租车回家，而是拖着行李穿过地铁转门，上了 A 线列车。地铁轰隆隆地驶向上城区，到哥伦比亚大学附属医院要经过一百五十个街区，让人又痛苦又烦躁。

我走进医院，在大厅徘徊了足足二十分钟。因为情绪太过低落，我都打不起精神问路，宁愿一个人乱走，直到发现了重症监护室。当我终于找到茱莉亚的时候，她身旁没有其他人，家属都去吃午饭了。她躺在床上，闭着眼睛，异常安静。她的头发比我记忆中的要长，也更浓密，更黑。雪白的床单和淡蓝色的病号服把浓密的秀发衬得格外耀眼。当我走近她，我注意到她的刘海歪得有点奇怪，才意识到这是一顶假发。她的头发肯定因为脑部活检而被剃光了。

我把自己、外套和行李都塞进狭窄的重症监护室，在茱莉
亚的床和一堆监视器之间找到一点局促的空间。呼吸管已经被 206

拔掉，她正在自主呼吸，虽然很浅。那一刻，她看起来睡得很安详，但我知道只是时间问题了。严重中风造成的颅内肿胀势必会摧毁掌管呼吸和心跳的脑干结构。我闭上双眼，深吸一口气，想让自己平静下来，但那口气哽在喉头。万般不愿地，我睁开眼睛，面对我最不想看到的景象。

这真的是茱莉亚。那个出走几千英里的茱莉亚，那个经历了比任何人都要多的苦难的茱莉亚，那个拥有惊人而谦逊的毅力的茱莉亚，那个被这种生活慢慢地、彻底地击溃的茱莉亚。

我伸出手去握住茱莉亚的手。它软绵绵的，却很温暖。她的前臂满是这几天输液后留下的瘀青和伤疤。我轻抚那薄如蝉翼的皮肤，看到了她的指甲——修剪得整整齐齐，磨得锃亮，可能是她妹妹弄的。我有很多话想对她说，但不知如何开口。在我的内心深处，我想从头开始和她一起回顾这整件事，尽可能地多讲讲我所了解的她的生活。

但每次我一开口，说不了一两句就无法继续。和一个陷入昏迷的人交谈，哪怕是独白，能聊的也非常有限。所说的话悬在半空，得不到回应，没有记录，亦没有方向，让人迷茫，也让人局促不已。我觉得自己说的每一句都那么老套，那么尴尬。

然后我想到了一个好主意。我不能跟她聊天，但或许我可以读书给她听。我的行李箱里有一本做了标记的《翻译医学》。我并不是经常随身带这本书；它之所以在，只是因为我刚好是从巴尔的摩的讲座直接来的医院。我把它拿出来，翻到第二十八页，那一页上我用铅笔标出了几个段落。

“茱莉亚是一名三十六岁的危地马拉女性，患有恶化充血性心力衰竭。”这是第四章的开头。

茱莉亚躺在床上，一动不动，看起来就像睡着了，我给她
念实习生第一次向我介绍她的病情的片段。不知为何，为茱莉 207
亚大声朗读，我没有感到一丝不自在，尽管我知道她听不见。在她生命的最后时刻追述她的人生故事，这似乎恰如其分。实际上，这也是唯一能做的事了。

我回想起我们的第一次见面，我没能把全部的诊断真相告诉她。重症监护室里是一片沉默的忙碌，我们身处其中，却没有人打扰，我翻着书页，追忆我和茱莉亚的生命相交的那三千多天。

有一次，她送给我刚出生的孩子一顶手工编织的帽子。里面放了一张折起来的五美元的钞票，她不许我拒绝。

又有一次，她千方百计地想把儿子瓦斯科从得克萨斯州的拘留所里弄出来，但她的身体不行，去不了那里。于是我为她代笔，两个人一起写了封信，试图说明她病情的严重性，但又不能说得太重，让人觉得她无法照顾她的儿子。

还有一次，我告诉她我去了蒂卡尔旅行，那是危地马拉北部著名的玛雅文化遗址，距离她出生的小镇才两百英里，和巴尔的摩到纽约的距离差不多，但她从来没去过——如今也不可能再去了。在她来我这里看病的时候，我，一个美国佬医生，用蹩脚的、错误百出的西班牙语向她描述了那里的风景。

我还与心脏病医生聊过几次，想方设法排除万难，把她排

进移植名单。

以及，暴风雪中，她来到诊所，在重症监护室里待了好几周，把自己从命悬一线的状态中救了回来。这在当时简直就是个奇迹。

差不多过了半个小时，我才读到故事的尾声，至少可以说是我写的尾声。我合上书，然后双手交叉放在她手上，额头靠在她病床的栏杆上。茱莉亚故事的最后一章无可避免地到来了，我们仍不愿面对。再过一周，我将在布鲁克林一家临街的殡仪馆和她做正式告别。到时，她会穿上白色缎面礼服——也许是她的婚纱——假发也会梳得更整齐些。只是当
208 我握起她的手的时候，它们会是冰冷的，带着一种凄凉的、令人不安的坚硬。

不过现在，她的手还保持着柔韧的生命力，尽管从现实的生物学角度看，它们如此脆弱。如果可以，我想一直牵着她的手，沉浸在这种细腻柔软的皮肤对皮肤的接触中。

我们就这样坐着，无声无息，仿佛悲伤地过了一个世纪。我的眼泪不知何时已经流干了，但我还是没法起身离开。这些年来，我们已经互相道别了几百次。每一次，我都担心这会是最后一次。现在我们真的到了说再见的时候。最后的告别。

一个人在最后的告别中究竟要做些什么呢？我是要简单地说“再见”，还是要握手？是给她一个吻，还是拥抱一下？所有这些关于离别的礼仪都显得有点做作。所有这些都需要我认识的那个茱莉亚，给出一个人类能给出的明显回应。如果没

有，这些举动就会变得空洞、荒谬。

我眼角的余光瞄到心脏监护仪上挂了一个酒红色的听诊器，很便宜的那种，只用来量血压。但条件反射似的，我把它一把拽下来，迅速戴上。我把不知是谁的听诊器上的金属听诊头夹在右手食指和中指之间。

就像我多年来无数次所做的那样，我把听诊器的扁平隔膜从茱莉亚病号服的领口滑进去。甚至不用我指路，金属圆盘就自然地移动到胸骨旁的凹陷处，我一直是从那里开始进行心脏的检查。我把隔膜沿着熟悉的心脏结构面滑动，在主动脉、肺动脉、三尖瓣和二尖瓣的标志处停下来，做这些时我一点都不慌张，还出奇地轻松。我在每个地方停留的时间都比平时要长，仿佛是被迫与四重奏里的每一个声音告别。

当然，这颗心脏听起来和之前的不一样，没有了我曾无比熟悉的收缩期的杂音。但那仍是茱莉亚的心脏，在她生命渐弱之际，悲哀地跳动着。

“最后的共同道路是心，”约翰·斯通在他的诗歌《让我们 209
快乐吧》中写道，“最终，重要的是如何发挥人类精神。”[1] 我把听诊头从病号服里抽出来，再小心翼翼地系好扣子。然后，我把听诊器放回心脏监护仪上，转过身最后看了她一眼。尽管茱莉亚的生活充满艰辛，但她始终保持着一种不可思议的温柔，她忍受了很多，也成长了很多，享受着被爱包围的生活。

她的人类精神真正得到了充分的发挥。

后记

210 医患互动从根本上来说是一种人际关系，而情感是其中的一部分。本书意在让病人和医生都接纳和适应医患互动中这种情绪低音部的存在。对医生，尤其是正在接受培训的那些医生而言，认识到情绪对我们“理性”决策的巨大影响至关重要。对情绪保持觉知，适应情绪的波动，懂得如何将情绪恰当地融入与病人的关系之中，这样，我们就可以为病人提供最坚实可靠的诊疗环境。

对病人而言——当然，所有医生某一天也会成为病人——这是又一个能最大限度提升医疗服务质量的方法。把内心的耳朵打开，去倾听情绪的潜台词——你的，以及你医生的——有助于把注意力集中到最重要的事情上。“病人……和医生一起在情绪的海洋中游泳，”杰罗姆·格鲁普曼写道，“每个人都需要留意中性的海岸，上面插着旗帜，警示人们当心危险的情绪洋流。”

海岸并不总是中性的，尽管我们希望它是，尽管奥斯勒坚持宁静原则。认识海与海岸都很有必要。在这本书里，我主要关注的情绪是常被称为负面的那些——恐惧、羞愧、哀恸、愤怒、崩溃——因为它们对医疗服务的影响最大。但我也完全了解存在于医疗中的各种正面情绪——喜悦、骄傲、感激，甚至爱。这些必然会影响病人的治疗。通常情况下，正面情绪对医疗服务会产生积极的影响——在工作中找到快乐的医生一般比 211
愤怒、羞愧或精疲力竭的医生要表现得更出色。但即使是正面情绪，也有潜在的负面影响。典型的一个例子是为朋友或家人看病的医生。亲密的关系和爱会阻止他们问对方一些尴尬的问题或进行一些不那么舒服的操作，比如询问性史，做直肠检查，或了解是否在使用毒品等。

我之所以选择茱莉亚的故事来贯穿全书，是因为她对我产生了深远的影响。除了那几年我们共同经历的治疗上的坎坷起伏，我们还几乎把词典里出现的所有情绪都经历了一遍。有骄傲的、感激的、幽默的以及温馨的时刻，也有恐惧的、焦虑的、内疚的以及不寒而栗的时刻。当那颗新的心脏被缝合进她的体内，我体验到了从医生涯中从未有过的快乐。当一切努力都化为乌有，我也体验到了从未有过的悲痛。即便是多年后的今天，当我写下那一刻的时候，我依然需要暂停一会儿，让再次汹涌的悲伤平息下来。我分享茱莉亚的故事是为了纪念她，也是为了告诉大家情绪是如何渗透和影响医患互动的各个层面。

医生常常分不清楚治病和治愈的区别，而病人本能地知道。

对大多数医生来说，如果疾病被根除了——那么，这就是成功。但对病人来说，这只是整个过程的一部分——显然，非常重要，但不是全部。许多病人走出我们的医院、诊所、办公室，他们的病情得到了控制，但他们并没有感到自己被治愈了。

毋庸置疑，关注医患互动中的情感部分并不能保证病人得到治愈。但忽视它们肯定会降低治愈的可能性。“治愈是一个时间问题，”希波克拉底写道，“但有时它也是个机会问题。”[1] 抓住机会对医生和病人都有裨益。

212 在奥斯勒医生发表《宁静》演讲的三十六年后，弗朗西斯·皮伯第医生给另一群积极向上的医学生做了一次毕业演讲。他用了一句现在很出名的话来总结他的观点：“照顾病人的秘诀在于关心病人。”[2] 这个看似简单的道理，却包含了同情心、同理心、人际关系以及医生为病人提供的所有医疗技术和治疗手段。除了治病，它还提供了治愈的可能性。

致谢

一本关于医生和病人的书首先要感谢医生和病人，他们的故事构成了整本书的基础。柯蒂斯·克莱默、萨拉·查尔斯、赫德利·保利尼、“伊娃”和“琼安”，他们都用了好几个小时和我交谈，分享自己的故事，其中有很多是他们最深刻、最痛苦的回忆。我要感谢他们的病人和我的病人，因为他们所留下的难以磨灭的印象，以及传授的宝贵经验，会帮助到今后的病人。

许多医生和病人毫不吝啬自己的时间，但他们的故事没能出现在有限的篇幅中。我对他们同样表示感谢，也感谢我在贝尔维尤的同事们，一直以来他们同我分享趣闻，给我建议，给我鼓励。

在写作和主题灵感方面，我要感谢奥利弗·萨克斯医生、杰罗姆·格鲁普曼医生、亚伯拉罕·韦尔盖斯医生、拉斐尔·坎波医生、理查德·塞尔泽医生、舍温·努兰医生以及佩里·克拉斯医生，他们博大精深的著作和对病人体贴入微的照护从来都是我学习的榜样。我一直无法完全接受约翰·斯通医生的离世，因此在每一场演讲中我都尽量引用他说过的话。很少有人能像他那样，同时是文雅的南方人、一流的心脏病专家和睿智的诗人。

本书的若干章节曾发表于杂志和报纸上。在此，我要特别感谢《纽约时报》的编辑托比·比拉诺、奥诺·琼斯、戴维·科克伦和玛丽·佐丹奴。特别感谢艾伦·菲克伦以及她在《卫生事务》的团队。《新英格兰医学杂志》的编辑们，尤其是黛博拉·马利娜，一直坚定地支持着我的写作事业。

本书尤应感谢灯塔出版社。海伦·阿特万是一位无与伦比的编辑，她可以做到抽出时间和每一个作者进行长达数小时的电话沟通，以缓解他们焦虑的神经。灯塔是一家卓越的专业型出版社，我要感谢汤姆·哈洛克、帕姆·麦科尔、克里斯特尔·保罗、玛西·巴恩斯、鲍勃·科斯特科、苏珊·卢梅内洛以及所有让独立出版保持活力和繁荣的工作人员。

动笔写一本新书就像进入一个新的世界，如果你在写作的时候真的进入一个新的世界，尤其还和你最好的朋友一起，那就会更加有趣。谢谢你，本吉，启动了我们在以色列长达一年的冒险，感谢你无尽的支持和爱。

我一直幻想过一种禅意的写作生活——宁静、有序、沉思。好在，我有我的纳瓦、诺亚和阿里尔，保证我永远不会去做任何这样不着边际的事。

注释

引　言

1 Jerome Groopman, *How Doctors Think* (Boston: Houghton Mifflin, 2007), 40.

2 M. C. McConnell and K. Eva, "The Role of Emotion in the Learning and Transfer of Clinical Skills and Knowledge," *Academic Medicine* 87 (2012): 1316–1322.

3 Antonio Damasio, *Looking for Spinoza: Joy, Sorrow, and the Feeling Brain* (New York: Harcourt, 2003), 3.

4 William Osler, "Aequanimitas," speech, *Celebrating the Contributions of William Osler*, website, Johns Hopkins University, http://www.medicalarchives.jhmi.edu/.

5 Groopman, *How Doctors Think*, 39.

茱莉亚（一）

1 Danielle Ofri, "Doctors Have Feelings Too," *New York Times*, March 28, 2012.

第二章

1 Alessio Avenanti, Angela Sirigu, and Salvatore M. Aglioti, "Racial Bias Reduces Empathic Sensorimotor Resonance with Other-Race Pain," *Current Biology* (2010): 1018–1022.

2 B. W. Newton et al., "Is There Hardening of the Heart During Medical School?" *Academic Medicine* 83 (2008): 244–249; M. Hojat et al., "The Devil Is in the Third Year: A Longitudinal Study of Erosion of Empathy in Medical School," *Academic Medicine* 84 (2009): 1182–1191; M. Neumann et al., "Empathy Decline and Its Reasons: A Systematic Review of Studies with Medical Students and Residents," *Academic Medicine* 86 (2011): 996–1009.

3 D. Wear et al., "Making Fun of Patients: Medical Students' Perceptions and Use of Derogatory and Cynical Humor in Clinical Settings," *Academic Medicine* 81 (2006): 454–462; G. N. Parsons et al., "Between Two Worlds," *Journal of General Internal Medicine* 16 (2001): 544–549; D. Wear et al., "Derogatory and Cynical Humour Directed Towards Patients: Views of Residents and Attending Doctors," *Medical Education* 43 (2009): 34–41.

4 M. Hojat et al., "The Jefferson Scale of Physician Empathy: Development and Preliminary Psychometric Data," *Educational and Psychological Measurement* 61 (2001): 349–365.

5 M. Hojat, Empathy in Patient Care: Antecedents, Development, Measurement, and Outcomes (New York: Springer, 2006).

6 M. Hojat et al., "Empathy in Medical Students As Related to Academic Performance, Clinical Competence, and Gender," *Medical Education* 36 (2002): 1–6; S. Gonnella et al., "Empathy Scores in

Medical School and Ratings of Empathic Behavior in Residency Training Three Years Later," *Journal of Social Psychology* 145 (2005): 663–672; M. Hojat et al., "The Jefferson Scale of Physician Empathy: Further Psychometric Data and Differences by Gender and Specialty at Item Level," *Academic Medicine* 77 (2002), S58–S60; M. Hojat et al., "Patient Perceptions of Physician Empathy, Satisfaction with Physician, Interpersonal Trust, and Compliance," *International Journal of Medical Education* 1 (2010): 83–88.

7 S. Rosenthal et al., "Preserving Empathy in Third-Year Medical Students," *Academic Medicine* 86 (2011): 350–358.

8 D. A. Christakis and C. Feudtner, "Temporary Matters: The Ethical Consequences of Transient Social Relationships in Medical Training," *Journal of the American Medical Association* 278 (1997): 739–743.

9 D. Hirsh et al., "Educational Outcomes of the Harvard Medical School–Cambridge Integrated Clerkship: A Way Forward for Medical Education," *Academic Medicine* 87 (2012): 643–650.

10 "Preliminary Recommendations," *MR5: 5th Comprehensive Review of the Medical College Admission Test (MCAT)*, American Association of Medical Colleges, https://www.aamc.org/.

11 J. Coulehan et al., "'Let Me See If I Have Th is Right ...': Words That Build Empathy," *Annals of Internal Medicine* 135 (2001): 221–227.

12 M. Hojat et al., "Physicians' Empathy and Clinical Outcomes in Diabetic Patients," *Academic Medicine* 86 (2011): 359–364.

13 S. S. Kim, S. Kaplowitz, and M. V. Johnston, "The Effects of Physician Empathy on Patient Satisfaction and Compliance," *Evaluation and the Health Professions* 27 (2004): 237–251.

14 M. Neumann et al., "Determinants and Patient-Reported Long-Term Outcomes of Physician Empathy in Oncology: A Structural

Equation Modeling Approach," *Patient Education and Counseling* 69 (2007): 63–75.

15 D. P. Rakel et al., "Practitioner Empathy and the Duration of the Common Cold," *Family Medicine* 41 (2009): 494–501.

16 S. Del Canale et al., "The Relationship Between Physician Empathy and Disease Complications: An Empirical Study of Primary Care Physicians and Their Diabetic Patients in Parma, Italy," *Academic Medicine* 87 (2012): 1243–1249.

茱莉亚（二）

1 Danielle Ofri, *Medicine in Translation: Journeys with My Patients* (Boston: Beacon Press, 2010), 224.

第三章

1 J. LeDoux, "The Amygdala," *Current Biology* 17 (2007): 868–874.

2 J. S. Feinstein et al., "Th e Human Amygdala and the Induction and Experience of Fear," *Current Biology* 21 (2011): 34–38.

3 Ernest Becker, *The Denial of Death* (New York: Free Press, 1973).

4 L. N. Dyrbye et al., "Systematic Review of Depression, Anxiety, and Other Indicators of Psychological Distress Among U.S. and Canadian Medical Students," *Academic Medicine* 81 (2006): 354–373.

5 V. R. LeBlanc, "The Effects of Acute Stress on Performance: Implications for Health Professions Education," *Academic Medicine* 84 (2009): S25–S33.

6 J. S. Lerner and D. Keltner, "Fear, Anger, and Risk," *Journal of Personality and Social Psychology* 81 (2001): 146–159.

7 A. C. Miu et al., "Anxiety Impairs Decision-Making: Psychophysiological Evidence from an Iowa Gambling Task," *Biological Psychology* 77 (2008): 353–358.

8 J. D. McCue and C. L. Sachs, "A Stress Management Workshop Improves Residents' Coping Skills," *Archives of Internal Medicine* 151 (1991): 2273–2277; Support Groups: C. Ghetti et al., "Burnout, Psychological Skills, and Empathy: Balint Training in Obstetrics and Gynecology Residents," *Journal of Graduate Medical Education* (2009): 231–235; Mindfulness Meditation: M. S. Krasner et al., "Association of an Educational Program in Mindful Communication with Burnout, Empathy, and Attitudes Among Primary Care Physicians," *Journal of the American Medical Association* 302 (2009): 1284–1293.

9 A. P. Smith and M. Woods, "Effects of Chewing Gum on the Stress and Work of University Students," *Appetite* 58 (2012): 1037–1040.

10 J. M. Milstein et al., "Burnout Assessment in House Officers: Evaluation of an Intervention to Reduce Stress," *Medical Teacher* 31 (2009): 338–341.

11 I. Christakis, "Measuring the Stress of the Surgeons in Training and Use of a Novel Interventional Program to Combat It," *Journal of the Korean Surgical Society* 82 (2012): 312–316.

12 E. R. Stucky et al., "Intern to Attending: Assessing Stress Among Physicians," Academic Medicine 84 (2009): 251–257; I. Ahmed, "Cognitive Emotions: Depression and Anxiety in Medical Students and Staff ," *Journal of Critical Care* 24 (2009): e1–e18.

13 Danielle Ofri, "A Difficult Patient's Journey," review of *My Imaginary Illness*, Lancet 377 (2011): 2074.

14 Danielle Ofri, "Drowning in a Sea of Health Complaints," *New York*

Times, February 11, 2011, http://well.blogs.nytimes.com/.

15 Jerome Groopman, *How Doctors Think* (Boston: Houghton Mifflin, 2007).

16 K. G. Shojania et al., "Changes in Rates of Autopsy-Detected Diagnostic Errors over Time," *Journal of the American Medical Association* 289 (2003): 2849–2856; L. Goldman et al., "The Value of the Autopsy in Three Different Eras" *New England Journal of Medicine* 308 (1983): 1000–1005; M. L. Graber, "Diagnostic Error in Internal Medicine," *Archives of Internal Medicine* 165 (2005): 1493–1499.

17 G. R. Norman and K. W. Eva, "Diagnostic Error and Clinical Reasoning," *Medical Education* 44 (2010): 94–100.

第四章

1 L. Granek et al., "Nature and Impact of Grief Over Patient Loss on Oncologists' Personal and Professional Lives," *Archives of Internal Medicine* 172 (2012): 964–966.

2 M. Shayne and T. Quill, "Oncologists Responding to Grief," *Archives of Internal Medicine* 172 (2012): 966–967.

3 Danielle Ofri, "A Patient, a Death, but No One to Grieve," *New York Times*, May 17, 2010.

第五章

1 Aaron Lazare, On Apology (New York: Oxford University Press, 2004).

2 D. W. Winnicott, "Transitional Objects and Transitional Phenomena: A Study of the First Not-Me Possession," *International Journal of Psychoanalysis* 34 (1953): 89–97.

3 M. E. Collins et al., "On the Prospects for a Blame-Free Medical Culture," *Social Science and Medicine* 69 (2009): 1287–1290.

4 Ibid.

5 U. H. Lindstrom et al., "Medical Students' Experiences of Shame in Professional Enculturation," *Medical Education* 45 (2011): 1016–1024.

6 Lazare, *Apology*, 168.

7 Collins, "On the Prospects."

8 W. Cunningham and S. Dovey, "The Effect on Medical Practice of Disciplinary Complaints: Potentially Negative for Patient Care," *New Zealand Medical Journal* 113 (2000): 464–467.

9 A. W. Wu et al., "Do House Officers Learn from Their Mistakes?" *Journal of the American Medical Association* 265 (1991): 2089–2094.

10 Danielle Ofri, "Ashamed to Admit It," *Health Affairs* 29 (2010): 1549–1551.

11 W. M. McDonnell and E. Guenther, "Narrative Review: Do State Laws Make It Easier to Say 'I'm Sorry'?" *Annals of Internal Medicine* 149 (2008): 811–816.

第六章

1 Milt Freudenheim, "Adjusting, More M.D.'s Add M.B.A.," *New York Times*, September 6, 2011, http://www.nytimes.com/.

2 F. Davidoff, "Music Lessons: What Musicians Can Teach Doctors (and Other Health Professionals)," *Annals of Internal Medicine* 154 (2011): 426–429.

3 Physicians Foundation, "The Physicians' Perspective: Medical Practice (2008)," October 23, 2008, http://www.physiciansfoundation.org/.

4 "To Repeat: Doctors Could Hang It Up," editorial, *Investor's Business*

Daily, March 17, 2010, http://www.investors.com/; "Physician Survey: Health Reform's Impact on Physician Supply and Quality of Medical Care," Medicus Firm Survey, 2010, http://www.themedicusfi rm.com/.

5 W. H. Bylsma et al., "Where Have All the General Internists Gone?" *Journal of General Internal Medicine* 25 (2010): 1020–1023.

6 D. Morra et al., "U.S. Physician Practices Versus Canadians: Spending Nearly Four Times As Much Money Interacting with Payers," *Health Affairs* 30 (2011): 1443–1450.

7 L. P. Casalino, "What Does It Cost Physician Practices to Interact with Health Insurance Plans?" *Health Affairs* 28 (2009): w533–w543.

8 M. D. Tipping et al., "Where Did the Day Go?—A Time-Motion Study of Hospitalists," *Journal of Hospital Medicine* 5 (2010): 323–328.

9 Danielle Ofri, "When Computers Come Between Doctors and Patients," *Well* blog, New York Times.com, September 8, 2011, http://well.blogs.nytimes.com/.

10 J. Farber et al., "How Much Time Do Physicians Spend Providing Care Outside of Office Visits?" *Annals of Internal Medicine* 147 (2007): 693–698.

11 M. A. Chen et al., "Patient Care Outside of Office Visits: A Primary Care Physician Time Study," *Journal of General Internal Medicine* 26 (2011): 58–63.

12 "Women in Medicine" site, American Medical Association, http://www.amaassn.org/.

13 "NRMP Historical Reports," National Residency Matching Program, http://www.nrmp.org/.

14 T. D. Shanafelt et al., "Burnout and Satisfaction with Work-Life Balance Among U.S. Physicians Relative to the General U.S.

Population," *Archives of Internal Medicine* 172 (2012): 1–9.

15 M. R. Baldisseri, "Impaired Healthcare Professional," *Critical Care Medicine* 35 (2007): S106–16.

16 K. B. Gold and S. A. Teitelbaum, "Physicians Impaired by Substance Abuse Disorders," *Journal of Global Drug Policy and Practice* 2 (Summer 2008), http://www.globaldrugpolicy.org/.

17 S. D. Brown, M. J. Goske, and C. M. Johnson, "Beyond Substance Abuse: Stress, Burnout, and Depression as Causes of Physician Impairment and Disruptive Behavior," *Journal of the American College of Radiology* 6 (2009): 479–485.

18 C. P. West et al., "Association of Resident Fatigue and Distress with Perceived Medical Errors," *Journal of the American Medical Association* 302 (2009): 1294–1300; T. D. Shanafelt et al., "Burnout and Medical Errors Among American Surgeons," *Annals of Surgery* 251 (2010): 995–1000; T. D. Shanafelt et al., "Burnout and Self-Reported Patient Care in an Internal Medicine Residency Program," *Annals of Internal Medicine* 136 (2002): 358–367.

19 J. T. Prins et al., "Burnout, Engagement and Resident Physicians' Self-Reported Errors," *Psychology, Health, and Medicine* 14 (2009): 654–666.

20 M. R. DiMatteo et al., "Physicians' Characteristics Influence Patients' Adherence to Medical Treatment: Results from the Medical Outcomes Study," *Health Psychology* 12 (1993): 93–102.

21 D. Scheurer et al., "U.S. Physician Satisfaction: A Systematic Review," *Journal of Hospital Medicine* 9 (2009): 560–568; L. N. Dyrbye et al., "Work/Home Conflict and Burnout Among Academic Internal Medicine Physicians," *Archives of Internal Medicine* 171 (2011): 1207–1209.

22 R. N. Remen, "Recapturing the Soul of Medicine," *Western Journal of Medicine* 174 (2001): 4–5.

23 C. M. Balch and T. Shanafelt, "Combating Stress and Burnout in Surgical Practice: A Review," *Advances in Surgery* 44 (2010): 29–47; T. D. Shanafelt, J. A. Sloan, and T. M. Habermann, "The Well-Being of Physicians," *American Journal of Medicine* 114 (2003): 513–519.

茱莉亚（六）

1 John Stone, "Gaudeamus Igitur," *Journal of the American Medical Association* 249, no. 13 (1983): 1741–1742.

第七章

1 A. Kachalia and D. Studdert, "Professional Liability Issues in Graduate Medical Education," *Journal of the American Medical Association* 292 (2004): 1051–1056.

2 R. A. Bailey, "Resident Liability in Medical Malpractice," *Annals of Emergency Medicine* 61, no. 1 (2013): 114–117.

3 C. K. Kane, "Medical Liability Claim Frequency: A 2007–2008 Snapshot of Physicians," AMA Policy Research Perspectives, www.ama-assn.org/.

4 A. B. Jena, "Malpractice Risk According to Physician Specialty," *New England Journal of Medicine* 365 (2011): 629–636.

5 R. B. Ferrell and T. R. Price, "Effects of Malpractice Suits on Physicians," in *Beyond Transference: When the Therapist's Real Life Intrudes*, Judith H. Gold and John C. Nemiah, eds. (Washington, DC: American Psychiatric Press, 1993), 141–158.

6 S. C. Charles, C. E. Pyskoty, and A. Nelson, "Physicians on Trial: Self-Reported Reactions to Malpractice Trials," *Western Journal of Medicine* 148 (1988): 358–360.

7 Sara C. Charles and Eugene Kennedy, *Defendant: A Psychiatrist on Trial for Medical Malpractice* (New York: Vintage Books, 1986), 7.

8 Ibid.

9 Charles, "Physicians on Trial"; S. C. Charles, "Sued and Nonsued Physicians' Self-Reported Reactions to Malpractice Litigation," *American Journal of Psychiatry* 142 (1985): 437–440.

10 S. C. Charles, "The Doctor-Patient Relationship and Medical Malpractice Litigation," *Bulletin of the Menninger Clinic* 57 (1993): 195–207.

11 S. C. Charles, "Malpractice Suits: Their Effect on Doctors, Patients, and Families," *Journal of the Medical Association of Georgia* 76 (1987): 171–172.

12 D. J. Brenner et al., "Computed Tomography—An Increasing Source of Radiation Exposure," *New England Journal of Medicine* 357 (2007): 2277–2284.

13 Gilbert Welch et al., *Overdiagnosed: Making People Sick in the Pursuit of Health* (Boston: Beacon Press, 2011).

14 M. M. Mello et al., "National Costs of the Medical Liability System," *Health Affairs* 29 (2010): 1569–1577.

15 M. K. Sethi et al., "The Prevalence and Costs of Defensive Medicine Among Orthopaedic Surgeons: A National Survey Study," *American Journal of Orthopaedics* 41 (2012): 69–73.

16 C. M. Balch et al., "Personal Consequences of Malpractice Lawsuits on American Surgeons," *Journal of the American College of Surgeons* 213 (2011): 657–667.

17 Charles and Kennedy, *Defendant*, 212.

18 Jena, "Malpractice Risk."

19 C. K. Cassel and S. H. Jain, "Assessing Individual Physician Performance: Does Measurement Suppress Motivation?" *Journal of the American Medical Association* 307 (2012): 2595–2596.

20 Daniel H. Pink, Drive: *The Surprising Truth About What Motivates Us* (New York: Riverhead Books, 2011).

21 Danielle Ofri, "Quality Measures and the Individual Physician," *New England Journal of Medicine* 363 (2010): 606–607; Danielle Ofri, "Finding a Quality Doctor," *New York Times*, August 18, 2011.

22 A. Mostaghimi et al., "The Availability and Nature of Physician Information on the Internet," *Journal of General Internal Medicine* 25 (2010): 1152–1156.

23 Danielle Ofri, *Singular Intimacies: Becoming a Doctor at Bellevue* (Boston: Beacon Press, 2009), 236.

茱莉亚（七）

1 John Stone, "Gaudeamus Igitur," *Journal of the American Medical Association* 249, no. 13 (1983): 1741–1742.

后　记

1 From Hippocrates, "Precepts," chapter 1, *Ancient Medicine. Airs, Waters, Places. Epidemics I & III. The Oath. Precepts. Nutriment*. W. H. S. Jones, trans. (Cambridge, MA: Harvard University Press, 1923).

2 Paul Oglesby, *The Caring Physician: The Life of Dr. Francis W. Peabody* (Boston: Francis A. Countway Library of Medicine, 1991).

索引

（条目后的数字为原文页码，见本书边码。）